Spirituelle Verbindung

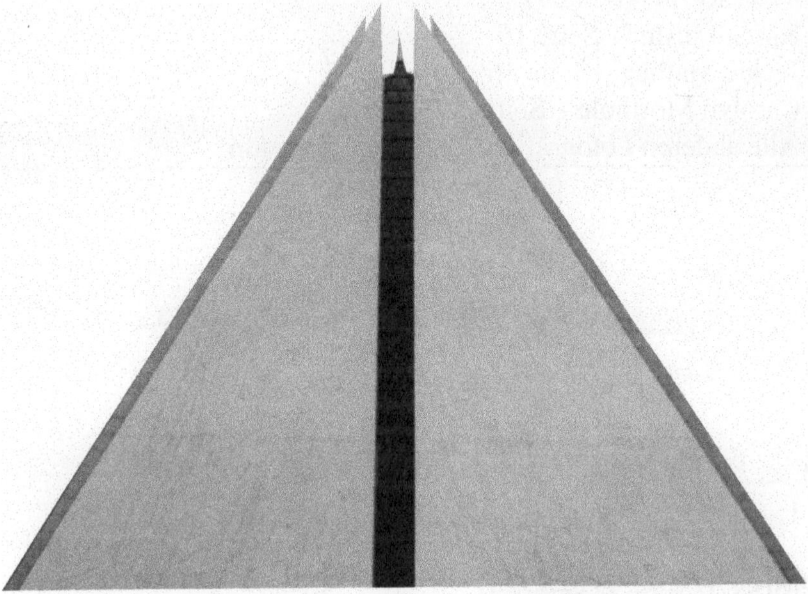

Endecke die Wurzeln der Gesundheit in der Casa de Dom Inácio

Von Dr. Emma Bragdon

Illustrationen:
Seite 7 - Judith Ann Griffith
Seite 28 – Enzo Bertucci

Fotos:
Jerry Howard – Seiten 42, 99, 137,156 – 158, 198, 203
Mary Kerin – Seite 91
Karen Leffler – Seite 19
Jackie Mathey – Seite 66
Carolyn Morthole – Seite 204
Alle anderen Fotografien von Emma Bragdon

1. Auflage November 2012

ISBN 978-3-89539-524-6

Originalausgabe: Spiritual Alliances - Discovering the Roots of Health at the Casa the Dom Inácio,
Lightening Up Press, PO Box 325, Woodstock, VT 05091.
EBragdon@aol.com. www.SpiritualAlliances.com

Einband:

Auf dem Einband ist die Fotografie eines Gemäldes zu sehen, welches 1986 von Luis de Rosario beendet wurde. Das Gemälde hängt in der Haupteingangshalle der Casa de Dom Inácio in Abadiania, Brasilien. Es zeigt Christus, sein rechter Arm ist ausgestreckt, und seine Hand überschattet Dom Inácio de Loyola. Dom Inácio führt die Hand von João de Deus, der eine Operation an einem Patienten ausführt. Der Mann mit dem weißen Bart ist Bezerra de Menezes, einer der wichtigsten Gründer des Spiritismus in Brasilien. Rechts neben Menezes ist Euripedes Barsanulfo dargestellt. Er channelte Menezes sowie auch Allan Kardec, den Autor mehrerer bedeutender Bücher über den Spiritismus. Das Gemälde zeigt wie Menezes und Barsanulfo im Fluss der Energie, die von Christus kommend über Dom Inácio de Loyola zu João de Deus hinfliest, eingebettet sind. Fünf in weiß gekleidete Menschen meditieren unter einem Dreieck, welches die Dreifaltigkeit symbolisiert: Vater, Sohn und Heiliger Geist. Die Taube über Joãos Kopf repräsentiert den Heiligen Geist. Ein Krug mit Wasser steht auf einem Tisch. Es wurde von den wohlwollenden Wesenheiten, welche João führen, gesegnet. Das Trinken des gesegneten Wassers ist ein wichtiger Bestandteil der Therapie für alle Menschen in der Casa.

König Solomon ist eine der Wesenheiten, welche sich mit João gelegentlich verbinden. Er ist eine führende Kraft in der Casa de Dom Inácio.

Widmung

Dieses Buch ist eine Huldigung an die ausgedehnte Gemeinschaft der Casa de Dom Inácio. Diese Gemeinschaft ist ein lebendes Beispiel für eine *Spirituelle Verbindung,* welche die Qualität des Lebens verbessern will. João Teixeira de Faria opfert seine Zeit und Energie, damit Millionen von Menschen geheilt werden können. Mitarbeiter und freiwillige Helfer unterstützen diese Arbeit durch ihr Wirken in der Casa und die Hilfe, die sie Besuchern aus aller Welt zuteil werden lassen, damit sie das bekommen, was die Casa anzubieten hat. Hoch entwickelte spirituelle Wesen stehen für jeden bereit, der zur Casa kommt und spielen eine wichtige Rolle im Verlauf der Heilung. Mutige Einzelne kommen zur Casa um für eine Heilung zu bitten und um anderen auf ihrem Weg zur Heilung zu helfen.

Kein Heiler, kein spirituelles Heiligtum, keine Kultur kann uns von unserer Unfähigkeit heilen, uns selbst noch mehr der Liebe hinzugeben. Wie auch immer, jedes Wesen, welches wir treffen, egal ob sie oder er ein Heiler ist, eine Person, die nach Gesundheit sucht oder ein Engel, kann ein wichtiger Teil unserer Reise sein. Es liegt an jedem Einzelnen von uns diese spirituelle Verbindung in das eigene Leben hineinzulassen.

Spirituelle Verbindung: *Freundschaft, welche uns befähigt vollständiger, voller und mehr im Einklang zu leben mit dem was heilig ist.*

Danksagung

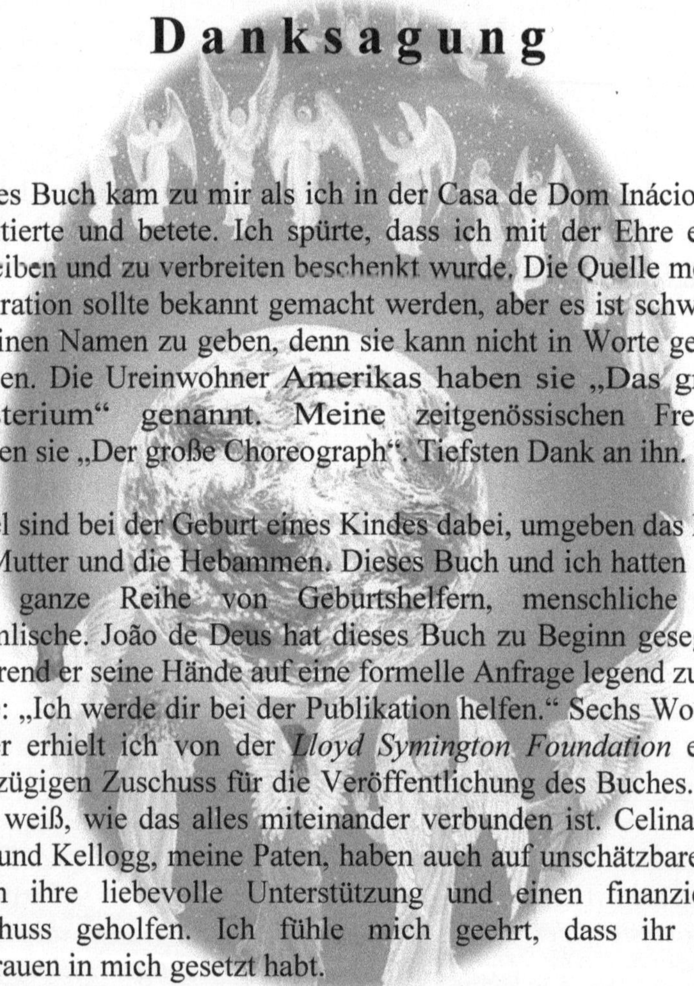

Dieses Buch kam zu mir als ich in der Casa de Dom Inácio saß, meditierte und betete. Ich spürte, dass ich mit der Ehre es zu schreiben und zu verbreiten beschenkt wurde. Die Quelle meiner Inspiration sollte bekannt gemacht werden, aber es ist schwierig ihr einen Namen zu geben, denn sie kann nicht in Worte gefasst werden. Die Ureinwohner Amerikas haben sie „Das große Mysterium" genannt. Meine zeitgenössischen Freunde nennen sie „Der große Choreograph". Tiefsten Dank an ihn.

Engel sind bei der Geburt eines Kindes dabei, umgeben das Kind, die Mutter und die Hebammen. Dieses Buch und ich hatten auch eine ganze Reihe von Geburtshelfern, menschliche und himmlische. João de Deus hat dieses Buch zu Beginn gesegnet. Während er seine Hände auf eine formelle Anfrage legend zu mir sagte: „Ich werde dir bei der Publikation helfen." Sechs Wochen später erhielt ich von der *Lloyd Symington Foundation* einen großzügigen Zuschuss für die Veröffentlichung des Buches. Nur Gott weiß, wie das alles miteinander verbunden ist. Celina und Edmund Kellogg, meine Paten, haben auch auf unschätzbare Art durch ihre liebevolle Unterstützung und einen finanziellen Zuschuss geholfen. Ich fühle mich geehrt, dass ihr euer Vertrauen in mich gesetzt habt.

Tiefe Dankbarkeit an die beherzten Seelen, welche die Casa für eine Heilung aufsuchen. Wenn deine Geschichte nicht in diesem Buch erschienen ist, so hat sie doch einen wertvollen Beitrag für mich geleistet und ich danke dir dafür. Besondere Segen an jene, welche mir ihre Geschichten anvertrauten, um diese der Öffentlichkeit zu zeigen. Es war eine große Ehre euch kennen zu lernen und mit euch zu arbeiten. Mögen eure Geschichten dazu beitragen, anderen bei ihrer Heilung zu helfen. Ich weiß, dass es das ist was ihr wollt.

Ich finde keine Worte die genug Anerkennung für die Menschen ausdrücken, die so freigiebig ihre Zeit, ihre Fähigkeiten zu übersetzen, ihr Wissen über den Spiritismus und vor allem ihre Freundschaft gaben: João Ramos, Arthur Santos und Martin Mosquera von der Casa sowie Julika Kiskos und Sylvia Nascimento in Sao Paulo. Ein von Herzen kommendes Dankeschön an die Medien in dem Spiritisten Zentrum in Sao Paulo, welches ich besuchte, und an die Mitarbeiter und freiwilligen Helfer in Abadiania. Ihr ward immer da, um mich in jeder Art und Weise zu unterstützen: in eueren Herbergen, an eueren Faxgeräten und Computern, und in jedem Bereich der Casa, wie der Suppenküche, der Saft Bar und dem Wasserfall. Das Licht in eueren Augen sprach zu meinem Herzen, selbst wenn wir nicht dieselbe Sprache sprachen.

Die Geburtshelferin, welche meine Hand im letzten Stadium hielt – als ich mich am erschöpftesten fühlte – war meine Herausgeberin, Joby Thompson. Sie lieh mir ihre Stärke, ermutigte meine Seele und leistete hervorragende Arbeit beim Verlegen des Buches. Joby ist eine meiner Freundinnen im „*Mindfulness Meditation*" Kreis, die mir geholfen hat mein Gleichgewicht zu erhalten, während ich mit einem Wirrwarr an Entscheidungen zu kämpfen hatte.

Der Kreis beginnt und endet mit meiner Familie und meinen Freunden. Die Fähigkeiten meiner Eltern als Mitarbeiter des Gesundheitswesens und die Hingabe meines Vaters für medizinische Forschung waren ständige Begleiter die mir den Weg zeigten. Vielen Dank an Marjorie Bragdon und Dr. Joseph Bragdon. Meine Vorstöße in die unsichtbare Welt und zurück wären nicht möglich gewesen ohne die Liebe und die Kenntnisse meines Sohnes, Jesse Buckley, seiner Frau Allison und meiner weit verzweigten Familie.

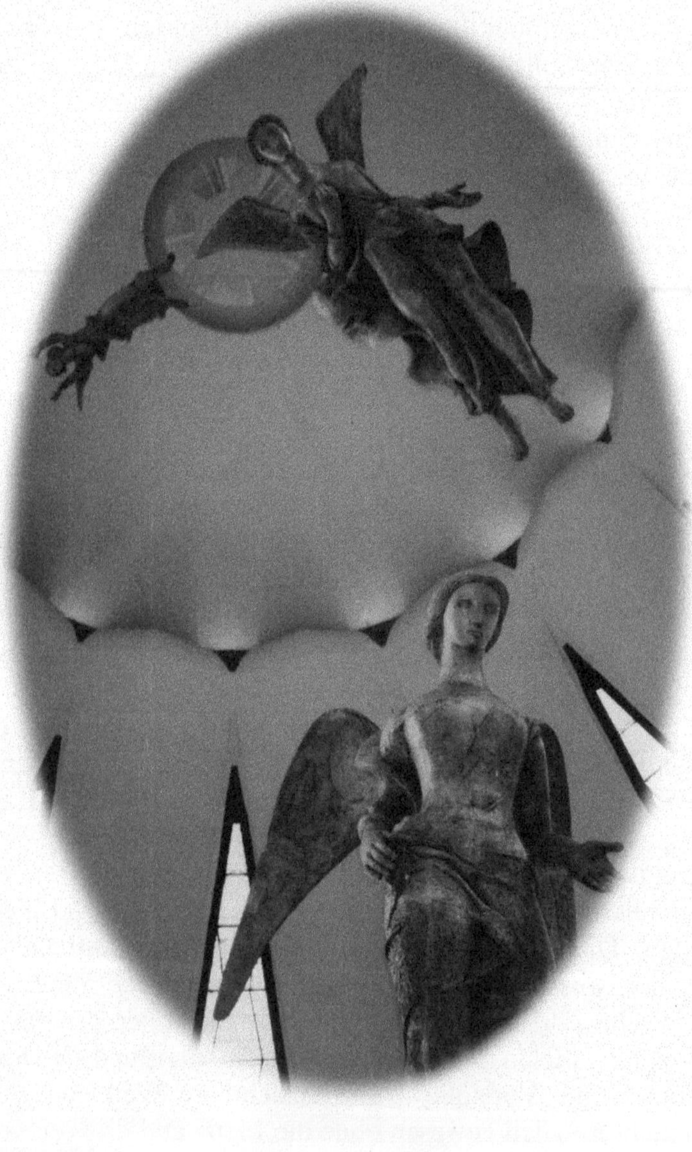

Engelsskulptur, von der Decke der Kathedrale in Brasilia hängend

Inhaltsverzeichnis

Vorwort

Brasilien erklärte 1822 seine Unabhängigkeit von Portugal und befreite seine Sklaven im Jahre 1888. Noch vor diesen Ereignissen wurde die Homöopathische Medizin in Brasilien eingeführt und eine brasilianische spirituelle Bewegung entstand in Verbindung mit der Homöopathie. Im Jahre 1858 wurde die Bewegung durch das Erscheinen von Allan Kardecs „Das Buch der Geister". (Allan Kardecs eigentlicher Name lautet Leon Hippolyte Denizarth Rivail, er war ein französischer Gelehrter). Kardec beschreibt eine spirituelle Praxis, welche für einige Brasilianer anspruchsvoller und wichtiger war als das was sie von der afrikanisch-brasilianischen Religion oder von der römisch-katholischen Kirche her kannten. Kardecs Spiritismus (oder Kardecismo wie er im Portugiesischen genannt wird) unterstützt solche Doktrinen wie Reinkarnation genauso wie die Praxis des „channelns" von „Geisthelfern" in seinen Heilungsmethoden.

Jede der vielen religiösen Traditionen in Brasilien rühmt sich stellarer Heilpraktizierender. Ich habe verschiedene dieser Heiler beobachtet, vom Regenwaldschamanen bis hin zu Medien, die behaupten Dr. Fritz (einen verstorbenen deutschen Arzt) zu inkorporieren. Im Jahre 1973 besuchte ich zum ersten Mal die Spiritistische Föderation von Sao Paulo, wo Jarbas und Carmen Marinho meine Gastgeber waren. Beide sind in der spiritistischen Gemeinschaft bekannt für ihre Heilfähigkeiten und ihre Trainingsprogramme, inklusive jener die in Europa durchgeführt wurden. Während über zwanzig nachfolgenden Brasilienreisen beobachtete ich viele andere Praktizierende und beschrieb ihre Weltansichten in verschiedenen Artikeln und zwei Büchern.

Ich bin Dr. Emma Bragdon sehr dankbar für dieses faszinierende Buch über Kardecs Spiritismus und die Casa de

Dom Inácio de Loyola, welche nach dem römisch-katholischen Heiligen benannt wurde, der den Jesuiten Orden gegründet hat. Ihre Fallstudien und Interviews stellen einen wichtigen Zugang zu der fortlaufenden Geschichte des Spiritismus in Brasilien dar. Sie sind eine Fokussierung auf die Arbeit von João de Deus, einem hingebungsvollen Praktizierenden, welcher schon mehrere Dekaden damit verbracht hat menschliche Leiden zu verringern.

Im Jahre 2001 wurde bei mir Prostata Krebs diagnostiziert und ich entschied mich für eine äußere Strahlungstherapie. Gleichzeitig wendete ich verschiedene alternative und ergänzende Therapiemethoden an, auch Tibetanische Medizin, Homöopathie, „spirituelle Heilung" und die Fernbehandlung von João de Deus. Ich nahm die Kräuterkapseln, die er mir verschrieb, dankte Gott und den „heilenden Wesenheiten" – jenen angeblichen „Geistern", die mich unterstützen. Während ich mich meiner Strahlenbehandlung in der Nähe meines Zuhauses in Kalifornien unterzog folgte ich Joãos Diät Plan, welcher die Einnahme von Alkohol, scharfen Gewürzen und übermäßigen Zuckerkonsum verbot. Die Ärzte und Krankenschwestern im Hospital waren erfreut zu sehen, dass die Nebeneffekte meiner Behandlung minimal blieben; zum Beispiel litt ich nicht an Schwäche oder an Energieverlust, was häufig berichtet wird. Nachdem die Strahlenbehandlung abgeschlossen war, zeigten zwei nachfolgende Untersuchungen: ich bin krebsfrei. Wie viel trugen die „heilenden Wesenheiten" zum Erfolg dieses Programms bei? Ich werde es wahrscheinlich nie erfahren und doch bin ich sehr, sehr dankbar für meine Verbindung mit João de Deus.

Die Mitarbeiter von João de Deus behaupten, dass sie Aufzeichnungen verwalten, welche jederzeit für seriöse Wissenschaftler zur Verfügung stehen, einschließlich solcher Aufzeichnungen, die helfen können das Rätsel der „Geist-

Körper-Heilung" zu lösen. Dr. Bragdon empfiehlt nachdrücklich weitere Untersuchungen dieser Aufzeichnungen durchzuführen, ebenso wie fortlaufende Forschungen im Bereich des spirituellen Heilens. Wenn dies erreicht ist, werden wir auf dieses bemerkenswerte Buch von Dr. Bragdon zurückschauen und seine signifikante Rolle bemerken, welche es spielte, indem es dem Leser einen der einzigartigen brasilianischen Heiler vorstellt. *Spirituelle Verbindung* ist faszinierend zu lesen und die angesprochenen Themen sind nicht nur provokativ, sondern auch tiefgreifend.

Dr. Stanley Krippner
Alan W. Watts Professor of Psychology
Saybrook Graduate School and Research Centre
Februar, 2002

Teil 1: Hintergrund

Im November 1999 wurde bei Christopher ein fortgeschrittener Darmkrebs diagnostiziert. Jetzt ist er krebsfrei. Der Tumor ist vollständig verschwunden, auch ohne den von den Ärzten vorgeschlagen chirurgischem Eingriff...

Im Jahre 1995 wurde bei Sharon, 35, degenerative Arthritis in den Hüftgelenken, der Wirbelsäule und des Nackenbereiches festgestellt – die Ursache waren ihre Hüftknochen, welche von Geburt an für das Kugelgelenk zu groß waren. Unter vielen anderen Dingen versuchte sie Massage, Laserbehandlung, Akupunktur, Physiotherapie, Reiki und Kräuterzusätze. Aber nichts konnte die Welle der Schmerzen und der fortschreitenden Degeneration aufhalten. Kaum eine sportliche Betätigung war ihr mehr möglich. Ihr Hausarzt sagte ihr dann, dass die einzige Möglichkeit ein chirurgischer Eingriff sei, bei dem sie künstliche Hüftgelenke bekäme. Sie fühlte sich hoffnungslos und depressiv. Der Gang zur Casa de Dom Inácio um sich von João de Deus behandeln zu lassen veränderte ihr Leben. Sie ist 80 % besser als zuvor und führt ein normales Leben...

Bei Mauro wurde 1993 der AIDS-Virus entdeckt. Als er zum ersten Mal zu João kam, welches im selben Jahr war, war sein Körper mit Wunden überdeckt und er war dem Tode nahe. Im September 2001 erzählte er mir: „Ich versuchte vor vielen Jahren eine AZT Pille, sie waren zu teuer für mich um sie weiter zu nehmen. Ich habe danach niemals wieder herkömmliche Medizin gegen AIDS genommen. Ich stellte mich der Entität vor, meditierte, betete und nahm die verschriebenen Kräuter. Ich hatte weder eine Operation noch irgendwelche andere Behandlungen in der Casa. In den letzten sieben Jahren hatte ich keine Erkältung, keine Krankheiten und keinerlei Symptome.

Mein Hausarzt sagte mir vor kurzem, dass keine Spur eines AIDS-Virus in meinem Körper zu finden sei…

Während des zweiwöchigen Aufenthaltes von Dr. Elliott in der Casa de Dom Inácio wurde sie dreimal aufgefordert während einer Operation neben der Entität zu stehen und wurde angewiesen den Umstehenden zu erzählen, was die Entität bei der Operation tat. Dies wurde auch auf Video aufgenommen. Als die Entität mit einem Küchenmesser auf dem Auge eines Patienten herumschabte, half Dr. Elliott, eine angesehene, und staatlich zugelassene Ärztin, die Augenlieder offen zu halten. So nah am Geschehen konnte sie sehen, dass der Patient keine Zeichen von Schmerz oder Unbehagen spürte, obwohl er nicht auf herkömmliche Art und Weise narkotisiert war. Sie untersuchte auch einen Patienten, nachdem sie beobachtete wie die Entität den Unterleib des Mannes aufschnitt um einen Leistenbruch zu entfernen. Sie berichtete, dass nach der Operation keine Zeichen eines Leistenbruches zu sehen waren…

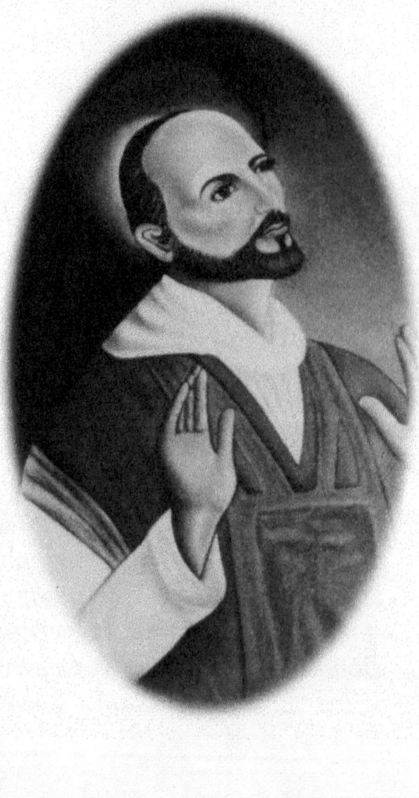

Dom Inácio de Loyola

Während der sechs Tage die Frank Salvatore, ein staatlich geprüfter Urologe, in der Casa de Dom Inácio im Jahre 2001 verbrachte, wurde er eingeladen João de Deus bei verschiedenen Heilungen zu assistieren. In unserem Interview sagte er:" Wir müssen den Kontakt, den Medizinstudenten zu spirituellen Heilungen haben, ausdehnen. Manchmal sind unsere indoktrinierten Glaubensrichtungen einfach im Weg: Wir haben gelernt zu glauben, dass Patienten nicht gesund werden können, wenn sie sich nicht einer Operation unterziehen oder irgendwelche Medikamente nehmen; aber manchmal kann ein Patient sich ohne das Einwirken von herkömmlicher Medizin selbst heilen. Dort wo ein Patient seinen oder ihren Glauben einsetzt ist auch ein potentieller Indikator für Heilung. Spontane Remission ist möglich. Spirituelle Heilung allein kann kurieren. Gebete können die Heilung beschleunigen.

Die vorangegangenen Auszüge sind typisch für die Geschichten, die von Besuchern dieses Heiligtums in Brasilien zusammengetragen werden, dem Heiligtum in dem João de Deus seine Heilungsarbeit leistet, der Casa de Dom Inácio de Loyola in Abadiania. Dieses Buch erzählt mehr über den Menschen, João und die Ärzte und Patienten, die ihn besuchen, und über die Philosophie, die hinter seiner Arbeit und seinem spiritistischen Zentrum steht.

Außerhalb der Regel: João de Deus

Seit über drei Dekaden hat João Teixeira de Faria außergewöhnlichen Erfolg, wenn es darum geht Menschen von AIDS, Krebs, Lähmungen, Blindheit, Geisteskrankheiten und vielen anderen Gebrechen zu befreien. Einige sagen, dass seine Erfolgsrate bei 85 % liegt.[1] Obwohl diese Zahl schwer zu bestätigen ist, sind seit 1965 Millionen von Menschen gekommen, um die Entität João zu konsultieren. Zurzeit kommen bis zu 500 Menschen täglich (Stand 2002) und warten in einer Schlange um ihn persönlich zu treffen. Er hat immer noch eine Erfolgsrate bei seiner Heilungstätigkeit von der man in der westlichen Medizin nur träumt.

Dieser einfache Mann, welcher nur zwei Jahre in einer Schule verbracht hat, ist der lebende Beweis für eine einzigartige Form der Mediumschaft bei der wohlwollende Geistwesen (nicht verkörperte Seelen oder Wesenheiten) seinen Körper benutzen um scheinbar wundersame Heilungen zu vollführen, einschließlich physischer und psychischer Operationen. Wenn João in einer solchen Verbindung steht (jeweils mit nur einer Wesenheit) wird er „Entität (Entity)" oder „Entität João (João-in-Entity)" genannt. Wohingegen er als Person João de Deus oder John of God genannt wird. Es ist sein Wunsch und seine Aufgabe ein Gefäß für Gottes Arbeit zu sein. Er hat immer zu dieser Aufgabe gestanden, trotz Verfolgung und physischen Misshandlungen durch jene, die nicht wollen, dass er diese einzigartige Art und Weise der Heilung ohne eine medizinische Zulassung ausübt.

Die Brasilianer denken, dass man Gott durch Menschen wie João und

andere Medien leichter erreichen kann. Sie glauben, dass Gottes Energie zu mächtig ist als dass Menschen direkt mit ihr umgehen könnten, deshalb sind Vermittler wie Jesus Christus, Engel, hoch entwickelte Geistwesen sowie auch *Medien* nötig um Gottes Energie zu transformieren. Die göttliche Energie kann unseren Kapazitäten angepasst werden bevor wir sie erhalten, genauso wie ein elektrischer Transformator Hochspannung transformiert bevor er den Strom in die einzelnen Häuser weiterleitet.

Die Casa de Dom Inácio de Loyola ist eines von hunderten spiritistischen Zentren, die über ganz Brasilien verteilt sind. Obwohl Joãos Zentrum sich auf nur ein Medium bezieht, sind die meisten Zentren Plätze wohltätiger Arbeit, in denen

Heilungen von einer Gruppe von Medien ausgeführt werden, die zusammenarbeiten.

Im Jahre 2001 besuchte ich Joãos Casa für drei Monate, denn ich wollte mit eigenen Augen sehen wie die Entität erfolgreiche Operationen ausführt ohne dabei Schmerzen oder eine Infektion zu verursachen – ohne Antibiotika und Anästhetika – nur auf die Hilfe der Wesenheiten, Geister und Engel vertrauend. Wie viele andere Menschen aus allen Teilen der Welt wurde ich von der einzigartigen Natur von Joãos spiritueller Verbindung angezogen. Ich sah ein Video, welches ihn zeigt wie er mit verbundenen Augen eine Operation durchführte – um zu zeigen, dass wohlwollende und hoch spezialisierte Kräfte durch ihn arbeiten und die Operationen und Heilungen vollbringen und nicht er João, der Mensch.

João entdeckte seine Gabe auf natürliche Art und Weise als er sechzehn Jahre alt war. Von Anfang an machte er es zu seiner Aufgabe seine ihm gegebene Gabe zum Wohle der Menschheit einzusetzen. Seine Fähigkeiten damit umzugehen waren erstaunlich – innerhalb von Sekunden konnte er sich aus seinem Körper entfernen und einem Geistwesen erlauben diesen zu übernehmen und genauso schnell erlangte er wieder Kontrolle über seinen Körper, nachdem die Wesenheit ihn verlassen hatte.

Über dreißig Wesenheiten, jede mit ihren erkennbaren charakteristischen persönlichen Fähigkeiten und ihrem Wissen, welches in vergangenen Leben als Heiler erworben wurde, inkorporieren João. Die Entität João diagnostiziert, bietet Behandlungsprotokolle an, beruhigt und operiert, verschreibt spezifische alternative Therapien und bietet auch manchmal Prognosen an.

Während die Entität mit einzelnen Personen spricht, welche häufig schon Stunden in der Schlange standen um ihn zu sehen, arbeiten andere Wesenheiten an den Menschen, die noch in der Schlange stehen. In dieser Art und Weise dehnen die Wesenheiten jeden Tag die Heilungen auf tausende von

Menschen aus. Scheinbar unberührt von all der Aufmerksamkeit die João durch die versammelten Menschen bekommt, sagt er zu ihnen: „Ich bin nicht derjenige der heilt, es ist Gott.“ Weder die Entität noch João verlangen irgendeine Art von Bezahlung für die Leistungen, welche „er“ in so vielfältiger Weise vollbringt. Reiche und Arme, Berühmte und Vergessene jeden Alters kommen aus aller Welt hier in diesem Heiligtum in Abadiania, welches einfach nur die „Casa“ genannt wird, zusammen um von João de Deus inspiriert und geheilt zu werden. Obwohl viele fähige Medien hierher kommen um João bei seiner Arbeit zu unterstützen, werden die Besucher nur von der Entität João empfangen und behandelt. Genau wie ein Arzt übernimmt die Entität die Verantwortung für seine Patienten. Obwohl João de Deus auch eine ganze Menge Autorität annehmen kann und dir zum Beispiel sagt: „Ich werde dich heilen“, ermutigt er die Menschen häufig nur ihrer eigenen Intuition zu folgen um Entscheidungen zu treffen.

Beweise für außergewöhnliche oder unmögliche Heilungen, wie sie in Nordamerika genannt werden, sind hier in der Casa an der Tagesordnung. Während meines ersten Besuches im Frühjahr 2001 wurde ich Zeuge wie Anne, eine Frau aus Frankreich im mittleren Alter, welche an Multipler Sklerose litt, nach einigen Monaten im Rollstuhl wieder laufen konnte. Täglich besuchte ich Davis, ein Mann mit TB und Meningitis – ihm hatten westliche Ärzte erst kürzlich gesagt, dass seine Bewegungsfreiheit und seine intellektuellen Fähigkeiten stark eingeschränkt bleiben würden. David ging jeden Tag mehr unter Menschen, er sprach mit ihnen, nahm problemlos an Konversationen teil, hielt seinen Kopf aufrecht und versuchte bewusst seine Arme und Beine zu bewegen. Elizabeth, meine fleißige und gütige Herbergsbesitzerin, lag elf Jahre lang bewegungsunfähig im Bett mit einem Gehirntumor von der Größe einer Pampelmuse bis sie zu einer Heilung in die Casa gebracht wurde. Jetzt ist sie bei guter Gesundheit und kocht, säubert, wäscht und sorgt für zehn bis zwanzig Menschen. João de Deus wurde von Gruppen angesehener Wissenschaftler aus Russland, Deutschland, den USA, Japan und Frankreich untersucht.[2] Pathologische Tests zeigten, dass die entfernten Tumore, Substanzen und Gewebeproben tatsächlich menschlichen Ursprunges sind und von den operierten Kranken stammten. Die wohl intensivste Untersuchung von Joãos Arbeit dauert zwei Jahre lang und wurde 1997 von einer brasilianischen Universität in portugiesischer Sprache veröffentlicht.[3] João ermutigt Untersuchungen seiner Heilfähigkeiten in der Hoffnung, dass die medizinische Forschung seine Erfolge bei der Behandlung von Krankheiten weltweit nutzen kann.

„Mit über 685 Todesfällen am Tag sind herkömmliche medizinische Behandlungen die dritthäufigsten Todesfälle in den USA."

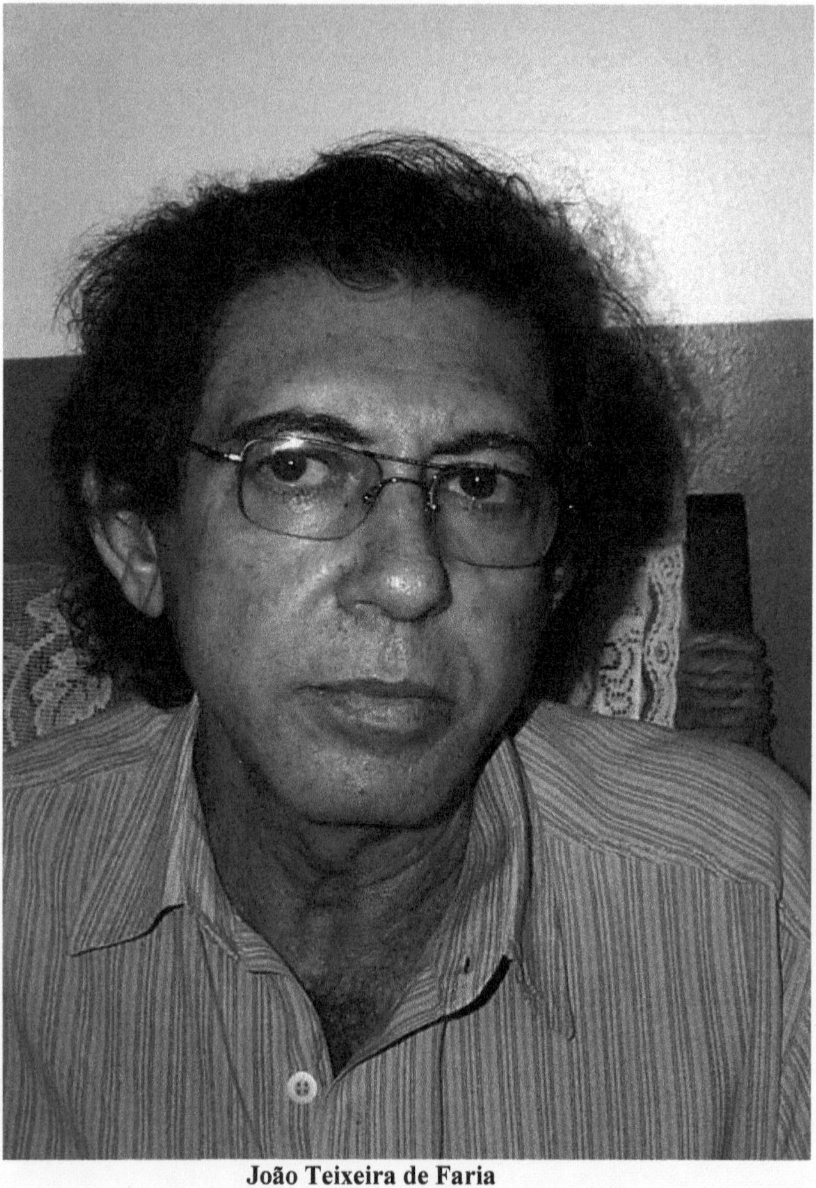

João Teixeira de Faria

Und trotzdem ist es immer noch schwierig, die Arbeit in der Casa einzuordnen. Die Wissenschaftler, welche João untersucht haben, sind überzeugt von seinen Fähigkeiten, aber unschlüssig wie sie mit diesen Informationen umgehen sollen. Für einen wissenschaftlich geschulten Verstand ist es sehr schwierig zu verstehen, wie João schwierige und herausfordernde Operationen ohne irgendeine medizinische Ausbildung durchführen kann. Jene, die zu glauben gelernt haben, dass die westliche Medizin an erster Stelle kommen sollte, denken auch, dass Joãos Arbeit eine unwahrscheinliche Möglichkeit darstellt, eine „letzte Hoffnung" für den Fall dass die westliche Medizin nicht erfolgreich ist. Für jene, die schon an die Effektivität der spirituellen Heilung glauben, ist João keine Anomalie oder eine letzte Hoffnung, sondern ein drastisches Modell von etwas, das vielleicht der erste Schritt sein könnte um eine Gesundheitskrise hervorzurufen. Die Entität beschleunigt die Heilung und das spirituelle Wachstum durch die Nährung des Geistes, dort wo die Wurzeln der Krankheit liegen.

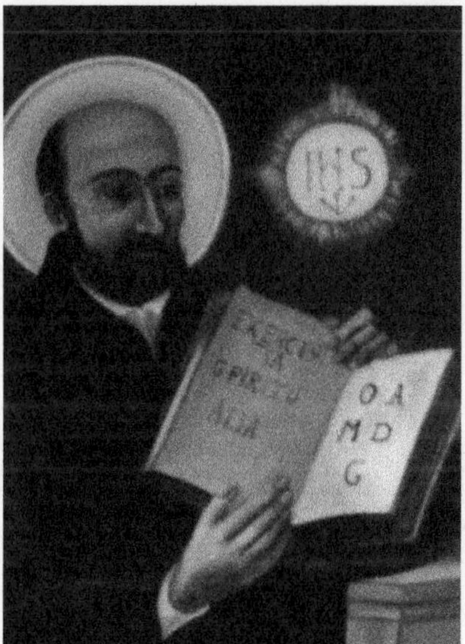

Dom Inacio de Loyola

Wenn wir nicht mehr im Einklang mit unserem Geist und unserer Intuition stehen, verlieren wir die Verbindung zu Gott und werden anfälliger für Krankheiten. Patienten unter der Fürsorge von Entität João erleben spirituelle Erfahrungen, welche sie noch sicherer werden lassen, dass Gott, wohlwollende Wesen und ein spirituelles Reich wirklich existieren und sie erkennen die Größe ihrer eigenen Seele. Sie werden motiviert an sich selbst und an die Welt der wohlwollenden Wesen zu glauben und beginnen sich für die Kultivierung spiritueller Werte zu interessieren. Positive Anteilnahme auf dem eigenen Weg zur Ganzheit wird ermutigt. Eine positive Einstellung und eine grundlegende spirituelle Verbindung sind eine wertvolle Hilfe bei der Konfrontation mit einer Krankheit.

João de Deus′ Weg der Heilung versucht nicht die westliche Medizin zu ersetzen, sondern zu ergänzen. Wenn du den Geist heilst, kannst du Krankheit und Schmerz mit Gelassenheit begegnen. Wenn du dein Denken und dein Verhalten mit deiner Seele in Einklang bringst, wirst du Frieden finden. Stress wird verringert und Gesundheit wird leichter erreichbar – selbst ein spontanes Verschwinden von Symptomen kann und ist schon aufgetreten.

Ich glaube, dass es an der Zeit ist die Wirkung von spiritueller Heilung im Allgemeinen und Joãos Arbeit im Besonderen intensiver zu untersuchen. Dies könnte das Leben von Millionen von Menschen auf der ganzen Welt beeinflussen.

Die Notwendigkeit für Alternativen im Gesundheitswesen

Im „Weltgesundheitsbericht 2000“ berichtet die WHO, dass es 36 Länder gibt, in denen die Gesundheitsversorgung erfolgreicher ist als in den Vereinigten Staaten. Dies, obwohl wir die Nummer eins sind in Bezug auf das Geld, das wir für Gesundheitsfürsorge ausgeben. Dank der genauen Untersuchungen solcher Weltorganisationen wie der WHO, wird es uns schwer fallen in Zukunft unsere eingeschränkte Sicht, dass unser Gesundheitswesen immer das Beste sein wird, beizubehalten. Ärzte, Krankenhäuser und Nutzer des

Gesundheitswesens bewerten unsere Art und Weise mit Gesundheit umzugehen neu und suchen nach Verbesserungen. Dr. Dan Fouts bewertete vor kurzem die Effektivität unseres herkömmlichen Gesundheitssystems: „Wir können unser Leben durch Technologie verlängern. Wir haben eine hervorragende medizinische Erstversorgung. Wir haben die menschlichen Erbanlagen aufgedeckt. Wie auch immer, 120 Millionen Amerikaner haben chronische degenerierende Krankheiten und über 50 Millionen von ihnen haben Immunschwächekrankheiten. Über 90 % der Medizin, die wir benutzen, unterdrücken Symptome, aber heilen keine Krankheiten.“[4] Am Anfang des zwanzigsten Jahrhunderts machte die Medizin große Fortschritte infektiöse Krankheiten durch Impfungen und Antibiotika zu überwinden, aber die Idee alle Krankheiten überwinden zu können ist eine Illusion. Es gibt keine Impfstoffe oder Antibiotika, die es ermöglichen jedes medizinische Problem zu lösen.

Es gibt etwa 200 Millionen Besuche im Jahr mehr bei Therapeuten und Ärzten in ergänzenden und alternativen medizinischen Berufen als Besuche bei herkömmlichen Ärzten.

Unsere Arzneimittel und Technologien haben auch Schattenseiten. Im November 1998 veröffentlichten D. M. Eisenberg und seine Kollegen eine bedeutende Statistik im *Journal of the American Medical Association, JAMA.*[5] Er legte dar, dass es in den USA jährlich zwei Millionen Einweisungen in Krankenhäuser und über 100 000 Todesfälle durch die „Nebenwirkungen“ pharmazeutischer Drogen gibt, und das schon seit 30 Jahren. Das, kombiniert mit anderen dokumentierten Informationen, welche auf Fehler und Missbrauch pharmazeutischen Drogen hinweisen, bringt die Zahl der Einweisungen in ein Krankenhaus auf über 5 Millionen und mehr als 250 000 Tode im Jahr, nur in den Vereinigten Staaten.

Mit über 685 Toten täglich sind herkömmliche medizinische Behandlungen die dritthäufigste Todesursache in den USA. Das ist sehr alarmierend.

Selbst der Aufbau des nordamerikanischen Gesundheitswesens ist unzureichend um mit unseren Bedürfnissen mithalten zu können. *The Economist* (27.10.2001) schreibt, dass fast ein Drittel der etwa 5000 Krankenhäuser der USA Geld verlieren; 1000 Krankenhäuser mussten in den letzten zehn Jahren geschlossen werden, weil so viele Krankenhäuser privat sind und sich gegenseitig Konkurrenz machen. Das öffentliche Gesundheitswesen ist sogar in einem noch schlechteren Zustand. Als eine soziale Gesellschaft müssen wir einen effektiveren Weg finden unser Gesundheitswesen zu handhaben.

Die Popularität der Suche nach Alternativen

Millionen von Amerikanern finden ihren eigenen Weg mit herkömmlichen Medizinprotokollen umzugehen, trotz des Mangels an grundlegender Forschung, welche die Sicherheit und die Wirksamkeit von alternativer und ergänzender Medizin misst. Als Reaktion auf dieses Graswurzelinteresse in ergänzender Medizin und die bewiesenen positiven Gesundheitseffekte eines aktiven spirituellen Lebens wurde in den neunziger Jahren das *National Center for Complementary and Alternativ Medicine* (NCCAM), eine Abteilung des *National Institutes of Health,* gegründet. Nach Angaben des NCCAM konsultierten 1997 etwa 83 Millionen Amerikaner einen im ergänzenden oder alternativen Gesundheitsbereich tätigen Arzt oder Therapeuten und gaben dafür 21,2 Milliarden Dollar aus.[6] Es wird geschätzt, dass 42 % der Bevölkerung der USA ergänzende medizinische Therapien anwenden. Es gibt etwa 200 Millionen Besuche im Jahr mehr bei Ärzten und Therapeuten in ergänzenden und alternativen medizinischen Berufen als Besuche bei herkömmlichen Ärzten. Amerikaner geben etwa 30 Milliarden Dollar für diesen Service pro Jahr aus und das meiste davon wird nicht zurückerstattet.[7] Der Trend ist klar.

Nach was suchen die Menschen? Menschen, die zu alternativen Therapeuten gehen, suchen in der Regel eine Verbesserung ihrer Gesundheit und ihres Wohlbefindens. Sie wollen Erleichterung bei Symptomen, die mit chronischen oder tödlicher verlaufenden Krankheiten oder mit den Nebeneffekten herkömmlicher Behandlungen entstehen. Die meisten Menschen wollen die herkömmliche Medizin nicht ersetzen, sie wollen sie nur mit anderen Behandlungen ergänzen. Resultate einer Untersuchung, warum sich Menschen zu alternativen Therapien hingezogen fühlen, wurden 1998 im *Journal of the American Medical Association* veröffentlicht. Diese Studie zeigt, dass Menschen Folgendes finden: „Eine Bestätigung der Signifikanz Krankheiten in einem größeren Kontext zur Spiritualität und der Bedeutung des Lebens zu behandeln… die Nutzung alternativer Fürsorge ist ein Teil einer weiteren Werteorientierung und eines kulturellen Glaubens, der eine holistische und spirituelle Orientierung im Leben favorisiert.“[8]

Elizabeth Mayer, Psychologin und Professor an der *San Francisco Medical School* der *University of California*, die auch in Harvard und Yale Vorlesungen hält, hatte schwerwiegende, komplexe Probleme mit ihrem Verdauungssystem. Über fünfzehn Jahre lang konsultierte sie die besten Ärzte der Vereinigten Staaten, ebenso wie hoch angesehene Akupunkteure, Chiropraktiker, Bodyworker und Ernährungsberater. Im Sommer 2001 ging sie nach Abadiania um João de Deus aufzusuchen. Als sie Abadiania wieder verlies, wusste sie, dass es zu einer radikalen Veränderung in ihr gekommen war. Obwohl sie nicht die „sofortige Heilung“ erhielt, die sie sich erhofft hatte, kam sie schnell zu Entschlüssen, die ihr halfen mit ihrem Problem besser umgehen zu können.

Die Verbindung zwischen Spiritualität und Gesundheit

Nicht nur Menschen aus allen Sparten des Lebens suchen Therapeuten und Ärzte ergänzender Heilverfahren auf, sondern auch Publikationen jeder Art decken das alternative und ergänzende Gesundheitswesen ab. Der international erhältliche *Reader's Digest,* der noch nie als eine medizinische Zeitschrift angesehen wurde, veröffentlichte im September 2001 eine Sonderreportage, in der beschrieben wird, warum Ärzte jetzt glauben, dass der Glauben heilen kann – sie haben medizinische Beweise dafür gefunden. Der Artikel zeigt den positiven Effekt, den die spirituelle Erfahrung auf das Vorbeugen von Gesundheitsproblemen haben kann. Zu den positiven Effekten, die eine Teilnahme an religiösen Gottesdiensten bewirken, gehören ein längeres Leben, ein guter Allgemeinzustand, eine bessere Genesung nach Operationen, eine geringere Anfälligkeit gegenüber Herzkrankheiten, ein niedrigerer Blutdruck, eine bessere mentale Gesundheit und ein reduzierter Stresslevel. Reporter Elena Serocki dokumentierte diese Auswirkungen mit neuen Forschungen von führenden Universitäten und Medizinschulen.

Medizinstudenten an der Georgetown Universität haben jetzt Kurse, in denen über die Bedeutung der Spiritualität für die Gesundheit gesprochen wird. (1992 waren es nur ein paar wenige von unseren 125 Medizinschulen, welche ein Kurrikulum über Spiritualität und Religion anboten, jetzt sind es 50.) Reghan

Foley, ein Medizinstudent im ersten Jahr, sagte: „Religion und Medizin sind untrennbar vereint. Wir erfahren es immer und immer wieder. Jeder hat Spiritualität. Es ist im Grunde das, was unserem Leben eine Bedeutung gibt.“ Die *Georgetown Medical School* verlangt von ihren Studenten, dass sie „Religiöse Traditionen im Gesundheitswesen“ in ihrem ersten Semester belegen. Sie decken damit den Zusammenhang zwischen Spiritualität und Gesundheit ab, lernen den Glauben der großen Weltreligionen aus einer medizinischen Perspektive zu sehen. Auf diesem Weg werden die Studenten für kulturelle Unterschiede sensibilisiert, vor allem in Bezug auf Fragen wie die Benutzung von lebenserhaltenden Technologien, aktive Sterbehilfe und Transfusionen.

Die Notwendigkeit für Forschung

Ein wichtiger Teil der Rolle des *National Centers for Complementary and Alternative Medicine* ist, genaue Forschungen auf verschiedenen Gebieten der ergänzenden Medizin bereitzustellen, die Öffentlichkeit zu unterrichten und einen Standard für Forschung, Ausbildung und Praktizieren von ergänzender Medizin zu schaffen. Die NCCAM erkennt an, dass die Zusammenarbeit von Ärzten der Schulmedizin und Therapeuten alternativer Heilmethoden der nächste Schritt ist. Im September 2000 benutzte die NCCAM noch den Namen „Integrative Medizin“ um dieses neue Model zu beschreiben, welches die allopathische Medizin mit ergänzenden und alternativen Heilmethoden verbindet. Die Arbeit des NCCAM konzentriert sich auf die Umgestaltung des Gesundheitswesens in den Vereinigten Staaten und soll einen Ersatz für veraltete Handlungsweisen im Gesundheitssystem darstellen.

Ich glaube, dass eine organisierte, tiefschürfende Forschung der Heilungsmethoden, die in Brasiliens Spiritistenzentren ausgeübt werden, ein Teil unserer Suche nach Verbesserung sein sollte. Ein Forschungsprojekt, welches über mehrere Jahre unterhalten wird, könnte die Elemente des Erfolges in spiritistischen Zentren bestätigen: Wie sie funktionieren, welche Krankheiten am häufigsten geheilt werden und welchem Teil der Bevölkerung damit am effektivsten gedient ist.

Spiritistische Zentren in Brasilien sind im nächsten Teil beschrieben: beginnend mit meiner ersten Erfahrung in der Casa de Dom Inácio und endend mit einer Vorstellung von Allan Kardec, dem Vater des Kardecistischen Spiritismus. Im dritten Teil diskutieren Ärzte, die eingeladen wurden um Arbeit der Entität João genauer zu beobachten, die erlebten Vorteile des spiritistischen Heilens mit anderen. Ein paar dieser Ärzte wurden von der Entität eingeladen und bei eigenhändigen Operationen in der Casa überwacht oder durften der Entität bei chirurgischen Eingriffen assistieren. Im vierten Teil erzählen Menschen, die eine Operation und/oder eine Heilung mit João de Deus erlebt haben, ihre Geschichte und geben ihre Gedanken über Resultate diese Arbeit weiter. Wenn du mehr über die Kultur in der Casa de Dom Inácio wissen willst und was von dir erwartet wird, wenn du dort bist, lies den fünften Teil. Im sechsten und letzten Teil, denke ich darüber nach, was spiritistische Heilung und ein brasilianischer Visionär unserer mehr auf Technologie basierenden, medizinischen Versorgung anzubieten haben. Ein Glossar, Notizen und eine Quelle für weiteres Lesen findet man im hinteren Bereich des Buches ebenso wie hilfreiche Tipps für die Reise nach Abadiania aus den USA und wie man sich vor Ort orientiert.

Ich habe Ärzte und Patienten interviewt, Mitarbeiter der Casa, freiwillige Helfer und Anthropologen. Jeder von ihnen sieht die Arbeit der Casa und des Spiritismus auf eine andere Art und Weise; jeder von ihnen würdigt eine andere Seite dieses

Edelsteines. Ich überlasse es dir, deine eigene Meinung über den Spiritismus und die Arbeit der Casa zu formen und herauszufinden wie sie dich in deinem persönlichen Gesundheitsmanagement unterstützen können.

Notiz:

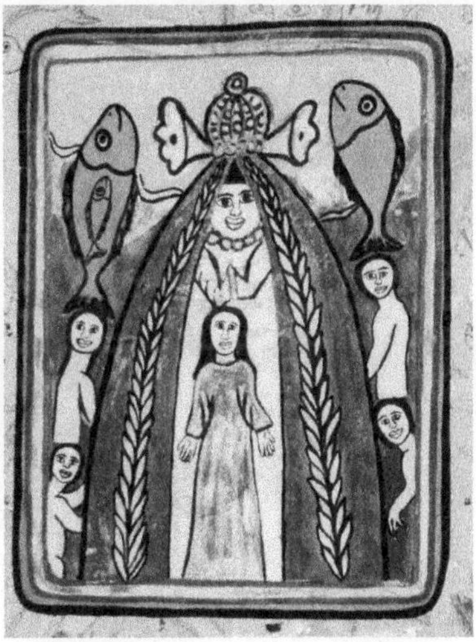

Nichts in diesem Buch ist dafür gedacht, die Ratschläge eines Arztes zu ersetzen. Wenn du eine Krankheit hast, ein mentales oder physisches Problem, dann bitte ich dich nur den Wert zu erkennen den verschiedene Ansichten einer Sache mit sich bringen, wenn du dich für eine Behandlung entscheidest. Kein Heiler, Arzt oder nicht verkörpertes Geistwesen, welches sich für unsere Heilung bereitstellt, ist perfekt. Am Ende sollte die Person, die Heilung sucht, ihr bestes Wissen und Gewissen nutzen, um zu entscheiden mit welcher der angebotenen Behandlungen sie am besten fortfahren soll.

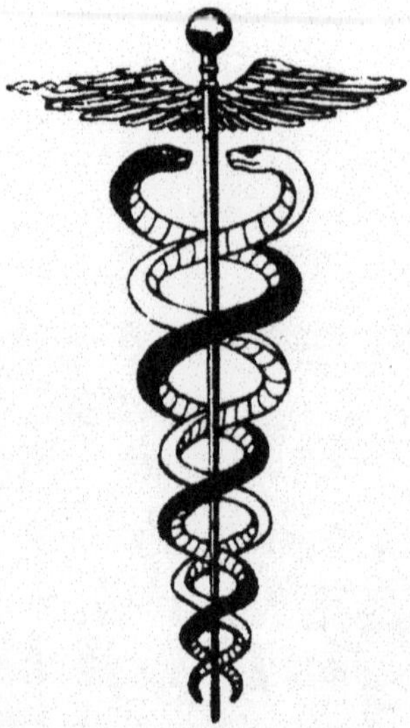

Äskulapstab des Heilers

Definition aus Websters Wörterbuch:

1. der geflügelte Stab, der von Merkur als Botschafter der Götter getragen wurde
2. eine Repräsentation dieses Stabes wird als Symbol für medizinische Berufe genutzt.

Teil 2: Spiritistische Zentren in Brasilien

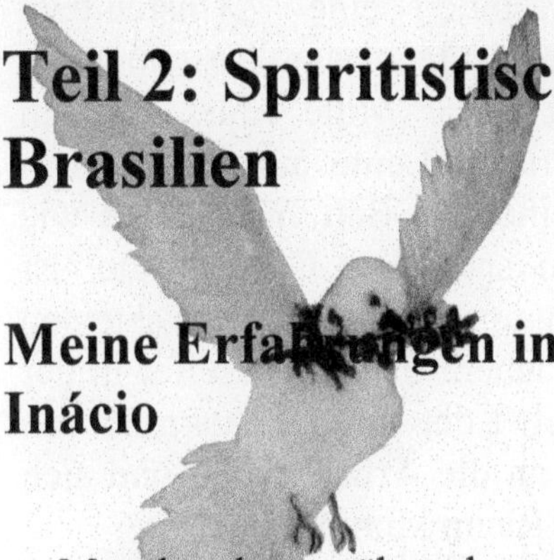

Meine Erfahrungen in der Casa de Dom Inácio

Manchmal, während meines ersten fünfwöchigen Aufenthaltes in der Casa, im März und April 2001, stand ich nur wenige Zentimeter neben der Entität João, während sie mit chirurgischen Instrumenten an Augen, Nase, Unterleib oder anderen Teilen des Körpers von Patienten arbeitete. Ich sah, dass er keine erkennbare Form von Narkose oder Antiseptika benutzte und doch erfuhren die Patienten nur wenig oder gar keine Schmerzen und es kam auch nur zu schwachen oder keinen Blutungen – ein klarer Beweis, dass etwas Außergewöhnliches passierte. Staatlich geprüfte Ärzte aus den Vereinigten Staaten waren anwesend, sie bezeugten das Gesehene vor einer versammelten Menschenmenge und wurden auf Video aufgenommen. In den über 35 Jahren, in denen die Entität operiert, kam es nur in Ausnahmefällen zu einer Infektion.

Die Dinge, die ich für real und unveränderlich hielt, wurden hier durch das, was ich gesehen und gehört habe, nachdrücklich verändert. Irgendwie funktioniert das Leben in der Casa de Dom Inácio jenseits der physischen Einschränkungen unter einer mächtigen spirituellen Gesetzgebung. Ich war tief beeindruckt – und manchmal auch desorientiert, wenn ich nach neuen Anhaltspunkten suchte.

Als die Entität mir unerwartet sagte, dass ich eine Operation brauche, war ich überrascht. Ich hatte keine Ahnung, dass ich physisch krank war. Ich wählte eine „Unsichtbare Operation“ wie es auch die meisten anderen tun, einschließlich der Ärzte, die ich interviewte. Es war Mitte März und im Operationsraum saßen noch 35 andere Leute auf Reihen von Bänken, ein paar lagen auch auf einer Art Bett. Wir hörten wie uns die Entität ansprach und ein spezielles Gebet sagte. Er verließ dann den Raum und ließ uns mit seinen Assistenten zurück, welche weitere Gebete sprachen. Einer der Helfer in der Casa sagte mir, dass nach dem Gebet der Entität Tausende von heilenden Geistwesen gleichzeitig an die Arbeit gehen und sich um die Probleme der Menschen im Raum kümmern.

Ich legte meine rechte Hand auf mein Herz, während die Entität João die Gebete sprach. Dies signalisiert, dass ich mir psychologische und spirituelle Heilung wünsche um an die Wurzel eines Ungleichgewichtes zu kommen, welches ich in mir tragen könnte. Innerhalb von Sekunden kam es mir vor, als ob viele Hände an meinem Herzen operieren würden, Narbengewebe entfernen, die Muskeln erneuern und beleben – physisch und energetisch. Ich spürte ein kaum wahrnehmbares Gefühl, aber keinen Schmerz. Ich dachte: „Ah, das entfernt die Auswirkungen von Trennung und tiefen Verletzungen, welche ich erst kürzlich durch geliebte Menschen erlebt habe.“ Dankbarkeit und Erstaunen erfüllten mich auf allen Ebenen. Ich fühlte mich tief verbunden mit einem unsichtbaren spirituellen Reich, in dem viele liebevolle Wesen es genießen, den menschlichen Wesen helfen zu können. Nach etwa fünfzehn Minuten sagten uns die Assistenten, dass die heilende Sitzung beendet sei.

Ich verbrachte nur sehr wenig Zeit damit an meiner Erfahrung zu zweifeln. Ich wunderte mich, ob dies nur ein Produkt meiner Phantasie, eine Täuschung war. Ich entschied mich dafür, mich dem, was ich fühlte zu ergeben und der Erfahrung zu erlauben sich natürlich zu entfalten. Wenn ich später eine Notwendigkeit spürte, dann würde ich darüber nachdenken, ob ich etwas von bleibendem Wert erhalten habe.

Nach dieser Arbeit fühlte ich eine tiefe Erschöpfung, als hätte ich eine physische Operation durchgemacht. Es war zehn Uhr morgens und ich wollte mich nur noch hinlegen und schlafen, was sehr ungewöhnlich für mich ist. Diese Notwendigkeit, mich zu ungewöhnlichen Zeiten auszuruhen, behielt ich bis zum Ende meines fünfwöchigen Aufenthaltes in Abadiania bei. Ich fügte mich dieser Situation, in dem Bewusstsein, dass einige der wichtigen Heilungen oder psychologischen Integrationen während des Schlafes passieren.

Während dieses ersten Besuches erfuhr ich, abgesehen von meiner unsichtbaren Operation, viele andere Heilungsmodalitäten, die in diesem Heiligtum zur Verfügung stehen. Ich hatte zahlreiche persönliche Gespräche mit der Entität João, einige davon bezogen sich auf meine Anfrage Menschen zu helfen, von denen ich wusste, dass sie krank waren. Nach meiner Operation war es mir möglich als Surrogat zu agieren und die Entität durch mich arbeiten zu lassen, um Freunden und Familienmitgliedern in Massachusetts, Vermont und Kalifornien zu helfen. Ich verbrachte viele Stunden in den „*Meditationsräumen*", in denen man meditiert um mit vielen anderen die Energie bereitzustellen, die die Entität für ihre Arbeit nutzt oder wo man sich auf seine eigene spirituelle Heilung konzentriert. Ich besuchte den *Wasserfall,* bekannt für seine Unterstützung bei der Reinigung auf einer spirituellen Ebene und der Stärkung des guten Willens. Ich hatte *Kristallbettsitzungen*, welche die Energien der Chakren ins Gleichgewicht bringen. Jeden Tag trank ich das *abgefüllte Wasser*, welches von der Entität gesegnet wurde. Ich nahm die *Kräuterarznei*, die mir verschrieben wurde. Ich genoss die *gesegnete Suppe*, die jeden Tag nach der morgendlichen Heilsitzung kostenlos ausgegeben wird. Aber vor allem spürte ich die *Liebe*, welche in dieser Gemeinschaft, in der hunderte von freiwilligen Helfern ihre Zeit und ihre Fähigkeiten opfern um sich um die Patienten zu kümmern, immer und überall vorhanden ist.

Noch bevor ich Abadiania wieder verließ, wurde ich eingeladen für die Casa zu arbeiten. Catarina Pellegrino-Estrich, eine Australierin, die seit 1985 für die Casa arbeitet, ermutigte mich ein Gruppenführer zu werden. Eine Reihe von freiwilligen Helfern fragte mich, ob ich nicht helfen könnte, die Kommunikation zwischen der Casa und der internationalen Gemeinschaft zu unterstützen. Nachdem ich im Meditationsraum inspiriert wurde über die Casa zu schreiben, gab mir die Entität João ihren Segen dieses Buch zu schreiben.

Im August und September desselben Jahres kam ich für weitere fünf Wochen und im Dezember noch einmal für zwei Wochen. Ich verbrachte soviel Zeit wie möglich in den Meditationsräumen, betete und meditierte um anderen zu helfen und Klarheit auf meinem eigenen Weg zu bekommen. In der Zeit, in der ich nicht betete oder meditierte, fotografierte ich, interviewte Menschen und schrieb an meinen Notizen. Die anfängliche Inspiration, die ich hatte und welche mich so tief mit der Casa und mit mir selbst verband, vertiefte sich in einem Gefühl der Verbindung und Verantwortung für unsere gesamte Welt. Ich verpflichtete mich dazu Brücken des Verstehens und des Teilens zwischen Brasilien und Nordamerika zu bauen.

Ich befand mich gerade wieder in Abadiania, als ich von der Zerstörung der Zwillingstürme in New York und dem Angriff auf das Pentagon hörte; es war gleichzeitig herzzerreißend und inspirierend. Ich trauerte um die verlorenen Leben und die versteinernde Angst, welche mein Land jetzt im Griff hatte. Ich betete stundenlang für die politischen Führer der Nationen und die Vorstände von großen Firmen, welche uns in Richtung Globalisierung voran bringen: "Mögen sie ihren Herzen und ihrem Verstand erlauben, sich für einen tieferen Level des Dienens zu öffnen um die natürlichen Ressourcen der Erde zu erhalten und die Menschenrechte aller Völker zu unterstützen." Ich wollte, dass meine Gebete alle Nationen erreichen, welche mit dem Gedanken spielen, den Weg des Krieges als Konfliktlösung zu gehen. Ich betete für eine spirituelle Wiedergeburt aller Menschen. Stell dir mal vor wie es wäre, wenn alle Menschen sich in erster Line als Seele sehen, die durch Erfahrungen zwischen Geburt und Tod wandert und sich in Richtung Hingabe und Weisheit entwickelt. Sich nicht als Individuen sehen, die sich mit einer bestimmten Nationalität, Religion oder Rassenherkunft identifizieren, die nach Rache suchen oder um materiellen Reichtum konkurrieren.

Während dieser zwölf Wochen bemerkte ich eine Veränderung in der Casa. Was besonders meine Aufmerksamkeit weckte, war die dramatische Veränderung der physischen Eingriffe durch die Entität João; immer mehr staatlich anerkannte Ärzte führten Heilungen vor der versammelten Menge und unter der Aufsicht der Entität durch. Ich fragte mich, ob sich die Casa zu einem internationalen Zentrum entwickelte, in dem Ärzte und Heiler aus vielen Ländern die Technik des Heilens durch die Entität João lernen. Es schien, als käme jetzt eine größere Anzahl von Ärzten zu Besuch.

An meinem letzten Tag in Abadiania arbeiteten Sonia Maria Teixeira Lira, eine brasilianische Notfallärztin und Bob Parker, ein nordamerikanischer Arzt, zusammen, während die Entität sie beobachtete. Ich sah wie Sonia eine Augenoperation durchführte, bei der Teile der äußeren Schicht des Augapfels mit einem gewöhnlichen Messer heruntergekratzt werden (es heißt, dass es eine therapeutische Maßnahme für über 21 physische Zustände sei). Sie wirkte sehr selbstbewusst; sie vertauschte Antibiotika und Betäubungsmittel mit spirituellen Betäubungsmitteln, Gebeten und ihrer eigenen Anpassung an den Heiligen Geist. Ihre Patienten in der Casa schienen ihr genauso zu vertrauen wie sie der Entität João vertrauten. Sie war kein Neuling auf dem Gebiet der Heilung. Ich kann mir nur schwer vorstellen wie sie ihre Arbeit in einer herkömmlichen Krankenhausumgebung mit ihrer Heilarbeit in einem spiritistischen Zentrum verbindet. Aber sie ist nicht einzigartig. In Brasilien gibt es viele Ärzte, die genau das tun: ihre Heilarbeit ist ein freiwilliger Service, welcher kostenlos und in ihrer freien Zeit geleistet wird.

Zehn Monate nach meiner ersten Operation fühlte ich einen inneren Frieden, der mir vor meinen Reisen nach Brasilien unbekannt war. Ich mache mir immer noch Sorgen wie ich meine Rechnungen bezahlen kann, genau wie jeder andere, aber ich nehme meine Sorgen viel leichter mit dem Glauben, dass mein Leben funktioniert und ich das tue, was meine Seele tun soll. Ich fühle, dass mein Leben viel einfacher geworden ist; nicht komplizierter durch das Nachdenken darüber, was andere von mir erwarten könnten. Es ist leichter, an meinem tiefsten Sinn des Daseins festzuhalten und zu fühlen, dass das Leben mich dabei unterstützt. Es ist auch leichter, die Natur der Seele von Menschen zu erkennen und sie nicht nur nach ihrem äußeren Erscheinungsbild und ihren Reaktionen zu beurteilen. Ich fühle, dass mein Herz weit geöffnet und angefüllt mit Verständnis, Würdigung und Dankbarkeit für das Leben ist. Ich weiß, dass ich eine spirituelle Heilung in der Casa erhalten habe und ich fühle mich geehrt in einer Position zu sein, in der ich die Heilarbeit der Casa mit anderen teilen kann, so dass auch sie davon profitieren können.

Die Casa ist ein einzigartiger Weg und besetzt eine wichtige Rolle, weil die Entität vorhat zur Weiterentwicklung der Gesundheitsfürsorge in der ganzen Welt beizutragen. Er demonstriert sehr deutlich, dass Gesundheitsfürsorge sich auch um die spirituellen Wurzeln von Krankheiten und Fehlfunktionen kümmern muss. Die Casa heißt Wissenschaftler willkommen und lagert tausende von Stunden von Videomaterial, welches jedem zur Verfügung steht, der daran interessiert ist. Noch wichtiger ist, dass die Casa einen Einblick in die Ausübung und die Dynamik einer Gemeinschaft bietet, die durch Kardecs spiritistische Philosophie verbunden ist.

Spiritisten arbeiten bewusst mit Geistern, die hoch entwickelt sind und Mitgefühl und Weisheit ausstrahlen.

Kardecs Spiritismus

In der Mitte des 19. Jahrhundert entwickelte Allan Kardec (dessen Lebensgeschichte später erzählt wird) die Philosophie, welche der Kern der brasilianischen Kardecistischen Spiritistenzentren wurde. Kardec sah einige wichtige Unterschiede zwischen Spiritualität und Spiritismus, obwohl diese Begriffe häufig durcheinander gebracht wurden. In seinem „Buch der Geister" schrieb Kardec:

„Ein ***Spiritualist*** *glaubt, dass es in ihm etwas mehr als nur Materie gibt, aber er glaubt dadurch nicht an die Existenz von Geistern oder an eine Kommunikation ihrerseits mit der sichtbaren Welt...*
Ein ***Spiritist*** *glaubt an die Existenz von Geistern, Wesen einer unsichtbaren Welt, und an die Vorstellung, dass diese in bedeutungsvoller Art und Weise mit der sichtbaren Welt kommunizieren. Spiritisten arbeiten bewusst mit Geistern, welche hoch entwickelt sind und Mitgefühl und Weisheit ausstrahlen."*

Ein Spiritist glaubt, dass es ein Prinzip einer bewussten Individualität in jeder Person gibt, einen *Geist* oder eine *Seele*, die den Körper überlebt. Dieser Geist wechselt zwischen Lebenszeiten des Lernen und einer Zwischen-Lebens-Existenz, sich weiterentwickelnd bis die *Perfektion* erreicht ist. Das Endziel, die so genannte Perfektion, ist ein Geistwesen mit oder ohne Körper, welches weise, mitfühlend und glücklich ist; es ist bereit anderen bei ihrer spirituellen Evolution zu helfen.

Die brasilianische Psychologin, Julika Kiskos meint, dass der Spiritismus für die meisten Brasilianer eine „Einstellung zum Leben“ oder „eine Art zu leben“ ist. Wenn ein Brasilianer krank ist oder sich Sorgen um ein Familienmitglied macht, gehen er oder sie häufig zuerst in ein Spiritistenzentrum um Hilfe zu finden. Das ist eine private Familienangelegenheit, so vertraut wie essen und schlafen, aber es wird nur selten in der Öffentlichkeit darüber gesprochen, nicht einmal in der religiösen Gemeinde oder mit seinem Arzt. Einen Arzt aufzusuchen und gleichzeitig in ein spiritistisches Zentrum zu gehen wird nicht als Konflikt gesehen, sondern als Einholen einer zweiten Meinung. Brasilianer, die in den Vereinigten Staaten leben, vermissen die Spiritistenzentren. Jacqueline Tyler, eine Brasilianerin, die als Sozialarbeiterin in Krankenhäusern Nordamerikas arbeitet, sagte mir: „Anstelle das spirituelle Leben mit dem physischen Leben zu verbinden wie in Brasilien, wird das spirituelle Leben in den USA für etwas Separates oder sogar nicht Existierendes gehalten… Als ich zwanzig war und das erste Mal in die USA kam, fragte ich mich, was ich wohl ohne ein Spiritistenzentrum tun werde. Später wählte ich einen Beruf, bei dem ich aktiv in einer Sterbeklinik arbeiten konnte. Dies schien mir der Ausübung des Spiritismus in den USA am nächsten zu kommen.“

„20 % der Brasilianer (32 Millionen) suchen regelmäßig ein Kardecistisches Spiritistenzentrum auf.“

Kardec sah den Spiritismus als die wissenschaftliche, philosophische und moralische Grundlage aller Religionen, aber nicht als Religion selbst. Kardecistische Spiritisten sind wohlwollende Menschen, welche Prinzipien für die Heilung und spirituelle Weiterentwicklung benutzen, die sehr eng mit der Parapsychologie und übersinnlichen Studien verbunden sind. Zusätzlich zu den Besuchen von spiritistischen Zentren für Heilungen oder Konsultationen, beinhaltet ihre spirituelle Praxis auch Gebete, Meditationen, Fürsorge und das Lesen von Kardecs Büchern. Diese Praxis steht nicht im Widerspruch zum Besuch von Gottesdiensten oder einem herkömmlichen religiösen Glauben. Für die brasilianischen Menschen belebt der Spiritismus das spirituelle Leben.

„Was ist der wahre Sinn des Wortes Nächstenliebe oder Menschenliebe wie Jesus es verstand?“ Wohlwollen gegen jedermann, Nachsicht gegen die Unvollkommenheit anderer, Verzeihung der Kränkungen und Beleidigungen.“

\- aus Kardecs „Buch der Geister“

Obwohl sich, nach Aussage des Brasilianischen Institutes für Geographie und Statistiken etwa 83 % der Brasilianer, 133 Millionen, selbst als Katholiken bezeichnen, schätzt man, dass etwa die Hälfte davon (41,5 %) *regelmäßig* anderen Formen spiritueller Aktivitäten beiwohnt. Die Brasilianische Spiritistische Föderation hat zwei Millionen eingeschriebener Mitglieder und ist mit 6500 Kardecistischen Spiritistenzentren in Brasilien assoziiert. „*Veja*“, eine brasilianische Zeitschrift mit einer Reputation ähnlich der von „*Time*“ oder „*Newsweek* schrieb, dass 20 % der Brasilianer (32 Millionen) regelmäßig ein Kardecistisches Spiritistenzentrum aufsuchen.[1]
Es ist wahrscheinlich, dass 80 % der Brasilianer irgendwann in ihrem Leben die Ressourcen eines spiritistischen Zentrums genutzt haben, bei dem irgendeine Form einer spirituellen

Gruppe, zu der ein Medium gehörte, zusammenkam, als sie eine Heilung benötigten. Die Überlebenden der etwa 10 Millionen Sklaven die zwischen 1459 und 1853 aus Afrika über den Atlantik gebracht wurden, haben eine Tradition des Arbeitens mit Geistern in religiösen Ritualen. Aus dieser Quelle wurde die brasilianische Kultur mit mediumistischen Religionen und Philosophien getränkt. Spiritistische Brasilianer haben die Wahl zwischen *Candomble,* mit afrikanischen Wurzeln, *Umbanda*, von den Ureinwohnern Brasiliens oder Kardecs Spiritismus.

Der brasilianische Katholizismus beinhaltet typischerweise viele Formen des religiösen und spirituellen Ausdruckes. Die Teilnahme an einer Messe kann sonntags sein, an Feiertagen oder gar nicht. Die Brasilianer lieben es einen einheimischen weiblichen Aspekt Gottes, *Iemanja*, zu ehren, indem sie Blumen und Früchte an besonderen Tagen und an bestimmten Orten ins Meer werfen. Das ist eine Art die Mutter des Wassers zu besänftigen und Schutz und Glück zu erhalten. Kleine Figuren, welche die mit *Umbanda* verbundenen Geister inkorporieren, werden in vielen Haushalten aufbewahrt, sie sollen das Glück anziehen. Ein Spiritistenhaus wegen einer Heilung aufzusuchen oder ein Medium zu konsultieren, das Kontakt mit verstorbenen Verwandten aufnehmen kann, ist keine ungewöhnliche Aktivität für einen brasilianischen Katholiken.

Trotz der offensichtlichen philosophischen Flexibilität der meisten brasilianischen Laien wird der Spiritismus von der katholischen oder christlichen Kirche, aus folgenden Gründen nur selten gebilligt: Spiritisten glauben an die Reinkarnation und die Evolution eines jeden Geistes über viele Lebenszeiten, dies wird von fast allen Formen des Christentums abgelehnt. Spiritisten erlauben den Menschen am channeln und der Aufnahme des Heiligen Geistes teilzunehmen, selbst die Austreibung von negativen Geistern kann ohne den Beistand einer priesterlichen Autorität der Kirche durchgeführt werden. (Die Autoritäten der katholischen Kirche und evangelische

Christen, sogar einige fundamentalistische Kardecistische Spiritisten verbinden spirituelle Chirurgie mit der Arbeit eines Hexendoktors, eines „Curandeiro", und versuchen Menschen wie João von der Durchführung solcher Operationen abzuhalten.)

Spiritisten glauben, dass wundersame Heilungen den natürlichen psychischen Phänomenen zugeordnet werden können; dass Engel und Dämonen nur höhere oder weniger hoch entwickelte Geister sind; dass Himmel und Hölle in uns sind. Unsere Reaktionsmuster auf das Leben erschaffen Himmel und Hölle, wir machen uns selbst glücklich oder unglücklich. Daher sind Himmel und Hölle psychologische Konstruktionen und keine physischen Plätze wie die Bibel es suggeriert.

Wie kam es eigentlich dazu, dass die Brasilianer es Kardecs Spiritismus, einer Philosophie die im Frankreich des mittleren 19. Jahrhunderts geboren wurde, erlauben überhaupt so nah an ihre eigene religiöse Philosophie heranzutreten? Brasilien war ein fruchtbarer Boden für Kardecs Form des Spiritismus, denn es gab schon eine reichhaltige Tradition einer Geist-Mediums-Religion, bei der es üblich ist, dass Medien sich mit nicht verkörperten Geistern als Teil eines religiösen Rituals verbinden. Diese religiösen Riten kommen ursprünglich von den afrikanischen Sklaven und den Ureinwohnern Südamerikas und wurden nie vollständig von der Kirche unterdrückt. Diese uralten Ausführungen beinhalten auch „Schwarze Magie" oder die Nutzung spiritueller Kräfte um anderen Schaden zuzufügen. Von Kardecistischen Spiritisten werden sie abwertend als „Quimbanda" oder „Macumba" bezeichnet, ähnlich dem uns mehr vertrautem „Voodoo".

Brasiliens Aufnahmebereitschaft gegenüber dem Spiritismus kann man auch zu homöopathischen Ärzten zurückverfolgen. Ärzte, welche homöopathische Mittel und „Magnetische Heilung"(eine Form des Energieheilens) einsetzten und das nur eine Dekade bevor Kardecs Schriften Berühmtheit erlangten.[2] Diese homöopathischen Ärzte behandelten die Armen kostenlos, diagnostizierten und wählten homöopathische Heilmittel aus, indem sie ihre Intuition mit ihrer wissenschaftlichen Ausbildung verbanden. Die verstärkte Einbindung von Energieheilen, Fürsorge, Gebeten, spiritueller Führung durch Intuition und ihrem eigenen Verstehen von spiritueller Evolution passten wie die Faust aufs Auge zu Kardecs Spiritismus. Im Jahre 1848, neun Jahre bevor Kardec sein „*Buch der Geister*" schrieb, wurde Brasiliens erster spiritistischer Verein gegründet. Als Kardecs Buch 1858 in Brasilien ankam, zog es noch mehr Interesse auf sich und stärkte die schon vorhandenen spiritistischen Vereine, die mit der Homöopathie verbunden waren.

Im Großen und Ganzen schienen die Brasilianer, welche Kardecs Spiritismus annahmen, jeden Anflug eines negativen Vorhabens in der spirituellen mediumistischen Tradition ihres Landes loszulassen und an der Reinkarnation und dem positiven Potential der Kommunikation mit Geistern festzuhalten. Kardecs Lehrsätze fügten zu diesen einfachen Elementen noch das Konzept der spirituellen Evolution und der Gesetze von Ursache und Wirkung (ähnlich dem Karma) und tilgten alle Rituale. Dadurch wurde ein Weg des Lebens geschaffen, welcher die Menschen zum wohlwollenden Handeln anderen gegenüber antrieb, für die Hilfe von wohlwollenden Geistern offen zu sein und die heilende Energie Gottes entweder direkt zu erhalten oder zu lernen sie weiterzuleiten.

Kardecistische Spiritistenzentren in Brasilien

Tief bewegt durch das, was ich in Abadiania gesehen habe, wollte ich mehr über den Kardecistischen Spiritismus lernen und verstehen. Im August 2001 besuchte ich drei Spiritisten Zentren in Sao Paulo, welche den meisten anderen Spiritistenzentren in Brasilien ähnlich sind. Dies erlaubte es mir die Casa de Dom

Inácio von einem anderen Gesichtspunkt zu betrachten und sie im Zusammenhang mit anderen spiritistischen Zentren zu sehen.

Die Kardecistischen Spiritistenzentren, die ich in Sao Paulo besuchte, hatten keinen charismatischen Führer wie João, der Operationen ausführt und Kräuter verschreibt. Anstelle dessen erfolgt die Heilung durch „Energieleitung", wobei die Energie des Heiligen Geistes durch ausgebildete Medien gechannelt wird, die in Gruppen von zwei bis fünf Personen arbeiten. Ähnlich wie beim „Handauflegen" wird der Körper des Patienten nicht berührt. Die Heiler diagnostizieren nicht, geben keine Konsultation und stellen auch keine Prognose. Dieselben Medien können bei verschiedenen Ereignissen während der Woche auch automatisches Schreiben oder Fernheilung anbieten oder erhebende Worte channeln um ein besseres Verstehen der spirituellen Evolution zu inspirieren. Die Heilsitzungen sind einfach nur dafür da die Energie des Heiligen Geistes zu übertragen.

Im Allgemeinen haben alle Spiritistenzentren eine wichtige Rolle bei der Erschaffung und Erhaltung einer Gemeinschaft. Sie funktionieren häufig als ausgedehnte Familie, geben Liebe und Sicherheit sowie auch Heilung. Das ist besonders jetzt wichtig, denn Brasiliens Städte sind weltweit bekannt für ihre Armut und ihren Mangel an Sicherheit. 7000 Menschen kommen täglich zur Spiritistischen Föderation in Sao Paulo und nutzen das Angebot an Kinderbetreuung, Kinderfürsorge, kostenlose Suppe, Bibliothek, Vorlesungen, Heilung, Elternklassen, artistischen und musikalischen Vorstellungen, Nähen und Sticken, Konsultationen mit Finanzberatern, Homöopathen, Zahnärzten und Ärzten. All dies wird hilfsbedürftigen Familien kostenlos angeboten. 2000 Medien arbeiten in diesem Zentrum auf freiwilliger Basis. Die Zentren finanzieren sich durch Spenden. Sie werden weder von der Regierung noch von religiösen Organisationen gesponsert.

Viele Spiritistenzentren bieten Kurse in Kardecs Spiritismus für Erwachsene an und unabhängig davon auch für Jugendliche. *Der Spiritismus wird als Weg des Lebens verstanden, nicht als Religion.* Die Studenten lernen über die Natur von Ursache und Wirkung, über die Bedeutung positiv zu denken, die Natur der spirituellen Evolution und wie man ein moralisches Leben führt. Das Ausführen von fürsorglichen und uneigennützigen Taten sind die Grundlagen der spiritistischen Werte und auf diesem Weg harmonisiert der Spiritismus mit dem Christentum (und vielen anderen Religionen).

Freiwillig in diesen Zentren zu arbeiten gibt den Menschen die Möglichkeit Wohlwollen und Fürsorge in verschiedenster Art und Weise auszuüben. Dies könnte in der Form einer Spende geschehen oder beim Vorbereiten und Verteilen der Suppe, beim Unterrichten von Kursen, beim Heilen, bei der Büroarbeit oder einer der vielen Instandhaltungsarbeiten, die immer wieder anfallen. Durch diese Tätigkeiten gleichen sie Taten ihrer Vergangenheit aus, die nicht von Mitgefühl motiviert waren. Durch Wohlwollen und Fürsorge beschleunigen sie ihre spirituelle Evolution.

Wenn Spiritistenzentren in einem Land mit 160 Millionen Einwohnern so weit verbreitet sind, warum haben wir noch nichts davon gehört? Brasilien war von 1930 bis 1989 eine Militärdiktatur. In den 30er und 40er Jahren versuchte die Regierung alle Aktivitäten, die mit dem Spiritismus in Verbindung gebracht werden konnten, zu unterdrücken. In den 90er Jahren veränderten unvorhersehbare ökonomische Probleme und eine verstärkte Pressefreiheit die Situation. Einzelne Medien, wie João, welche ohne die Berechtigung medizinisch aktiv zu werden operieren, repräsentieren einen politischen Alptraum.

Die katholische Kirche, die Regierung und medizinische Berufgruppen haben alle ein großes Interesse daran die positive Wirkung der Heilarbeit zu übersehen, denn sie stellt die Autorität der gesetzgebenden Regierung, der Kirche und der Wissenschaft in Frage.

Im Licht dieser komplexen politischen, ökonomischen und sozialen Themen geben Spiritistenzentren alles, um den Menschen im Jetzt und Hier zu helfen. Sie haben keine großen Lager um Daten zu sammeln und Sekretäre um diese zu verwalten, sie haben auch keine Forschungsteams und ausgedehnten Computerservice. Die einzige negative Seite des Ganzen ist, dass die Spiritistenzentren meist nur lokal bekannt sind. Statistiken über die Anzahl der Menschen, die mit ihnen zu tun hatten, sind genauso schwer zu finden wie Geschichten über erfolgte Heilungen.

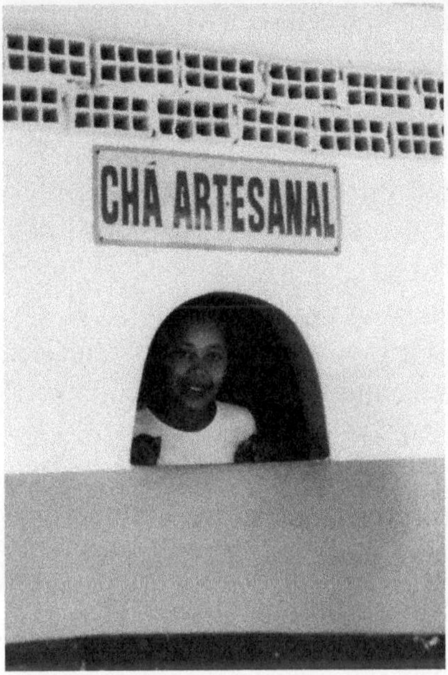

Kräuterverkauf

Mediales Training

Eines der erstaunlichsten Hilfsmittel brasilianischer Spiritistenzentren, kaum bekannt in Nordamerika, ist das „mediale Training". Dabei werden Umgang und Entwicklung von psychischen Fähigkeiten (Fähigkeiten Wissen zu erlangen ohne die Nutzung der äußeren fünf Sinne: Sehen, Hören, Fühlen, Riechen, Schmecken) für die Heilarbeit trainiert. Das Inkorporieren von Geistwesen kann Bestandteil sein, muss es aber nicht. Das Training nimmt in der Regel vier Jahre in Anspruch. Es beinhaltet kognitives Verstehen wie auch das Erwerben von praktischen Fähigkeiten. Dieses besondere Training wird aber nicht in allen Spiritistenzentren angeboten.

Die Brasilianische Spiritistische Föderation (FEB) hat die Bücher veröffentlicht, welche beim Training eines Mediums benutzt werden. Dabei sind die Bücher von Allan Kardec, welche auch in Englisch und Deutsch erhältlich sind. Einige der Bücher, die am häufigsten benutzt werden, wie zum Beispiel „Missionarios da Luz“ (Missionare des Lichtes) von Andre Luiz wurden noch nicht ins Deutsche übersetzt.

Nach der Ausbildung arbeiten diese Personen, die formell als „Medium“ bezeichnet werden, in Gruppen zusammen. Wie ich schon vorher erwähnte, gibt diese Teamarbeit eine Möglichkeit der Fürsorge durch ein sich Bereitstellen als Mittel der Heilung für andere. Diese Arbeit zu teilen hilft den Medien auch dabei nicht egoistisch zu werden, denn sie teilen die Verantwortung und auch den Erfolg. Mindestens einmal im Jahr werden die Medien beobachtet und ihnen wird ein Feedback über ihre Fähigkeiten gegeben, wie ausgeglichen und stark sie bei ihrer Arbeit sind. Wenn sie es ablehnen ein moralisches Leben zu führen oder es nicht schaffen ihr eigennütziges Verlangen zu überwinden um für andere eine Hilfe zu erbringen, dann werden die Medien gebeten ihre Arbeit als Heiler zu beenden. „Mediums Training“ trägt zur mentalen Gesundheit bei, indem es die mentale Aufmerksamkeit stärkt, es fördert Teamarbeit, schafft eine Gewohnheit des im Servicestehens für andere, unterstützt jede Person im bewussten Umgang mit seiner/ ihrer natürlichen psychischen Begabung.

Spiritisten glauben, dass jeder ein „Medium“ ist. Man könnte dies so übersetzen, dass jeder Mensch mit bestimmten psychischen Fähigkeiten geboren wird oder von Geburt an besonderes sensitiv ist bzw. bestimmte außersinnliche

Wahrnehmungen hat. Brasilianer würden eine Person mit medialen Fähigkeiten nie als jemand Besonderes betrachten.

Spiritisten glauben auch, dass es sinnvoll ist diese Fähigkeiten bewusst einsetzen zu können. Wenn du sie nicht bewusst in einer positiven Art und Weise einsetzt, können sie gegen dich arbeiten und Teil eines psychologischen Problems werden. Kardec geht sogar soweit zu sagen, dass 70-80 % der mentalen Krankheiten ihren Ursprung in der Unfähigkeit der Menschen haben, ihre medialen Fähigkeiten zu kontrollieren. Die Idee, dass jede Person das Potential für spirituelle Heilung, Psychokinese, Präkognition oder andere mediale Fähigkeiten hat, ist noch neu in der nordamerikanischen Kultur. Obwohl Dr. med. Larry Dossey in „Heilende Worte" schreibt, dass es schon seit über drei Jahrzehnten intensive und qualitativ hohe Untersuchungen gibt, die die Existenz von Psychokinese (Verstand über Materie) und Präkognition bestätigen; stehen wir in Nordamerika erst am Anfang zu erforschen wie man Menschen lehren kann dieses Potential zu erkennen und zu nutzen.

Könnte es wahr sein, dass das nicht Nutzen dieser Fähigkeiten zu unseren mentalen Krankheiten beiträgt? Stell dir eine Pflanze vor, die durch die Erde bricht und der Sonne entgegenwächst. Wenn du aber einen Stein auf diese Stelle legst, wird sich das Wachstum umkehren und sich einen anderen Weg suchen. Der Spross, der gerade und hoch gewachsen sein sollte mit Blättern und Blüten, wird weiß, blattlos und schwach. Vielleicht trifft das auch auf Menschen mit medialen Fähigkeiten in unserer Gesellschaft zu. Wenn wir die Realität einer Welt der Geister leugnen und diejenigen nicht respektieren, die behaupten mit Geistern kommunizieren zu können, dann können wir der Stein sein, der das Wachstum behindert. In dem Fall wäre es nur natürlich, wenn sich die Menschen mit medialen Fähigkeiten zurückziehen und ihre Medialität sich einen anderen Weg sucht um auszubrechen. Dies kann am Ende zu Besessenheiten, Zwängen, unnötiger Angst und Depression führen.

Von diesem Ausgangspunkt gesehen, dient das mediale Training der Spiritistenzentren zwei wichtigen Zielen, welche eine große Bedeutung in der Gesellschaft haben: 1. den Aufbau der Fähigkeiten andere bei der Heilung zu unterstützen und 2. die eigene Gesundheit zu erhalten. Lehrer dieser Klassen arbeiten jahrelang mit ihren Studenten zusammen, geben eine fortwährende strukturierte Unterstützung und helfen den Studenten einen Weg zu finden wie sie mit ihren Fähigkeiten der Gemeinschaft helfen können. Mit anderen Worten, Menschen, welche früher vielleicht mentale „Probleme“ hatten, werden auf einen Weg geführt, auf dem sie sich mehr und mehr mit persönlichem Wachstum und einer Verbesserung ihrer Fähigkeiten identifizieren können um dem Allgemeinwohl zu dienen. Der Mangel an Willensstärke, der schwache Zugehörigkeitssinn und das egozentrisches Verhalten, welche häufig Begleiterscheinungen mentaler Krankheiten sind, werden in mentale Stärke und Wohltätigkeitsarbeit umgewandelt.

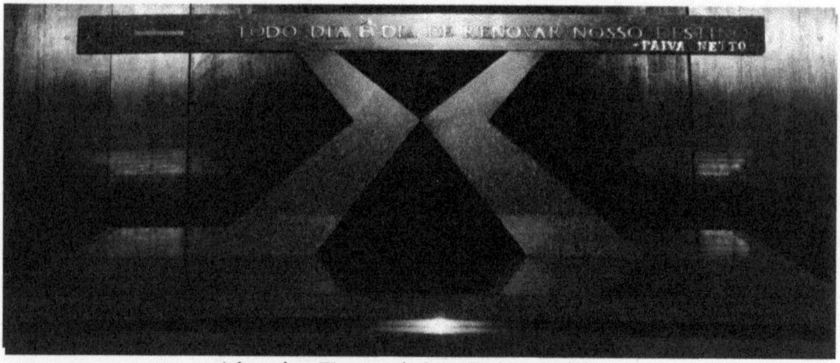

Altar im Tempel des Guten Willen

Was in einem Lexikon als Behandlungsprotokoll angesehen wird, wird zu einem Weg des kontinuierlichen Wachstums in einem anderen. Am Ende stehen weniger mentale Krankheiten, mehr Menschen, die als Heiler tätig werden, und ein größeres Netzwerk um dies alles zu unterstützen. (Mit Sicherheit eine Alternative zu medizinischen Diagnosen, welche die Selbstheilkräfte unterschätzen und eine negative Selbstansicht ermutigen; und zu psychiatrischen Medikamenten, welche sehr teuer sind und häufig negative Nebenwirkungen auf die Leber und das Nervensystem haben.)

Wenn einige Krankheiten in der Tat Karma sind (das bedeutet, wenn eine Person für vergangene Fehltritte gegenüber anderen durch mentale oder physische Leiden „bezahlt"), dann ist diese Behandlung ein direkter Weg von den Leiden des schlechten Karma zu gutem Karma. Schauen wir uns mal an, wie diese Überzeugung uns helfen kann mit mentalen Problemen bei Menschen in medizinischen Berufen umzugehen. Bedenke die Tatsache, dass Ärzte und andere Menschen, die mit Geisteskrankheiten zu tun haben, häufig durch ihr Mitgefühl und ihren Willen anderen zu helfen in diese Arbeit miteinbezogen werden. Durch die Zusammenarbeit mit vielen leidenden Menschen werden sie zunehmend sensibler für die Energien bestimmter Stimmungen, wie zum Beispiel Depressionen. Natürlich führt das auch zu einer Übersättigung an negativer Energie von Patienten, welche unter einem negativen Zustand des Verstandes und/oder des Körpers leiden. Mit der Zeit absorbieren sie diese Energien wie ein Schwamm. Es erhöht natürlich die Empathie, was gut ist. Wie auch immer, wenn diese *hellfühlende psychische Fähigkeit* (die Fähigkeit Schmerzen anderer zu fühlen ohne verbale oder physische Hinweise) unkontrolliert und unbewusst bleibt, kann sie eine der Hauptursachen für Alkoholismus, Depressionen und Drogenmissbrauch bei Ärzten und Psychologen sein. Stell dir einen voll gesaugten Schwamm vor. Hellfühligkeit kann

Menschen, die im Gesundheitswesen arbeiten, so mit der Energie ihrer Patienten anfüllen, dass sie ihre Fähigkeit verlieren, klar zwischen den eigenen Gefühlen und denen anderer zu unterscheiden. Das könnte einer der Gründe sein, warum Ärzte die kürzeste Lebenserwartung von allen Berufsgruppen haben. Ein *Mediums Training* kann Medizinern helfen empathisch zu sein und zur selben Zeit bewusst die negative Energie mit positiver Energie zu ersetzen.

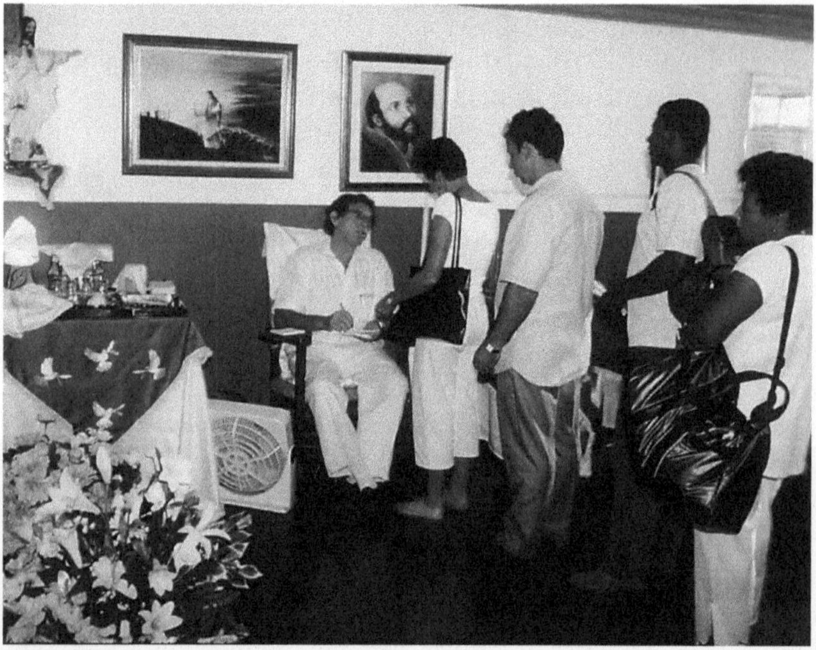

„Genügt es, kein Böses zu tun, um Gott zu gefallen und sich seine künftige Stellung zu sichern? Nein, man muss auch das Gute innerhalb seiner Grenzen und Kräfte tun. Jeder wird sich für alles Böse, das getan wird, um des von ihm unterlassenen Guten willen zu verantworten haben."

- aus Kardecs „Buch der Geister"

Da wir jetzt verstehen wie Kardecs Spiritismus funktioniert, können wir uns dem Mann selbst widmen und sehen wie dieser französische Lehrmeister dazu kam die Philosophie für eine soziale Bewegung zu erschaffen, welche so wichtig für die Menschen Brasiliens war und ist.

„Der Mensch handelt richtig wenn er das Gute von allem als Ziel und Grundlage für sein Handeln nimmt...“

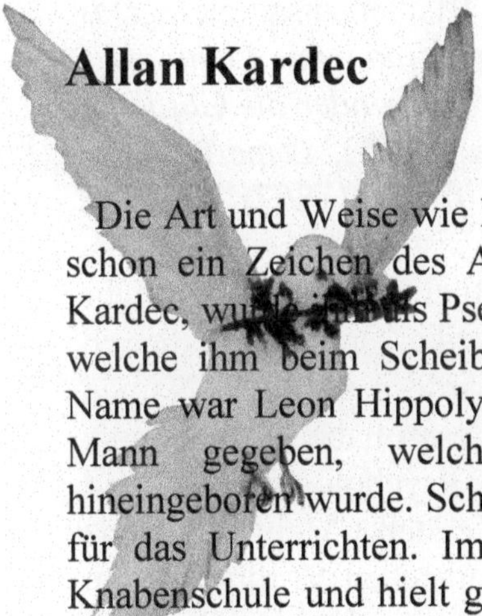

Allan Kardec

Die Art und Weise wie Kardecs Buch zustande kam ist an sich schon ein Zeichen des Außergewöhnlichen. Der Name, Allan Kardec, wurde ihm als Pseudonym von den Geistwesen gegeben, welche ihm beim Scheiben des Buches halfen. Sein richtiger Name war Leon Hippolyte Denizarth Rivail und wurde einem Mann gegeben, welcher 1804 in eine Anwaltsfamilie hineingeboren wurde. Schon der junge Rivail hatte eine Vorliebe für das Unterrichten. Im Alter von 24 war er der Kopf der Knabenschule und hielt gut besuchte Vorlesungen über Themen der theoretischen Mathematik, Linguistik und der Verbesserung der Allgemeinbildung. Er hatte auch mit der Phrenologischen Gesellschaft in Paris zu tun, war in der Magnetismus Gesellschaft aktiv, wo er unter anderem auch das Phänomen der Hellsichtigkeit untersuchte. Etwa um 1850 wurde er zwei Medien vorgestellt, welche in Rivails Beisein begannen Geistwesen höheren Ranges zu channeln, die da waren um ihn

„bei der Erfüllung einer wichtigen religiösen Mission zu unterstützen“.

Rivail war selbst kein Medium und vertraute auf die zwei Medien in seinen Konversationen mit den Geistwesen. Rivail stellte Fragen und zeichnete die Antworten auf. Das daraus resultierende *Buch der Geister* wurde veröffentlicht und wurde sehr populär im westlichen Europa. Über die nächsten Jahre forschten Rivail und andere Vereinigungen in der ganzen Welt nach weiteren Informationen über die Wahrheit und den Sinn des Lebens. In seiner Rolle als Präsident der „*Société Parisienne des Etudes Spirites*“ erhielt er die Eindrucksvollsten dieser Informationen, welche ihm von anderen Gruppen gesendet wurden, die zu seiner Arbeit beitragen wollten. Er sammelte und verwaltete diese Informationen, er überarbeitete *Das Buch der Geister* (1857) und stellte vier weitere Bücher zusammen: *Das Buch der Medien* (1861), *Das Evangelium im Lichte des Spiritismus* (1864), *Der Himmel und die Hölle oder die Göttliche Gerechtigkeit im Sinne des Spiritismus* (1865), *Genesis – die Schöpfungsgeschichte im Sinne des Spiritismus* (1867). Im Jahre 1869 starb Rivail.

Überraschenderweise sind Kardecs Bücher in Brasilien sehr bekannt, aber kaum bekannt in Nordamerika. Brasilianer, die ich traf waren sehr überrascht, dass ich Kardecs richtigen Namen nicht kannte und seine Bücher nicht gelesen habe. (Wie konnte ich einen Doktortitel in Transpersonaler Psychologie haben und nichts von Kardec wissen, wunderten sie sich.) Meine Ignoranz war eine Reflexion unserer nordamerikanischen Vorurteile dem Spiritismus gegenüber. Wir haben ihn als Kulthandlung in Verbindung mit „Voodoo“ abgestempelt und sehen ihn nicht als eine wertvolle Ergänzung des religiösen Lebens.

Auch heutige Generationen von Brasilianern werden von Kardecs Spiritismus angezogen. Sie glauben, dass er Vitalität in ihr spirituelles Leben bringt und man ihn leicht in Verbindung mit herkömmlichen Religionen bringen kann.

Sind wir Nordamerikaner bereit die Möglichkeit in Betracht zu ziehen, dass der Spiritismus etwas bereitstellen kann, was einen Wert in unserem religiösen und spirituellen Leben hat? Da bin ich mir sicher, spiritistische Doktrinen können einige Themen, die die Religion verdeckt hat, verdeutlichen und die spiritistische Praxis kann die Verbindung zu unseren spirituellen Wurzeln wieder beleben. Kardec fühlte, dass der Spiritismus das Christentum revitalisieren würde!

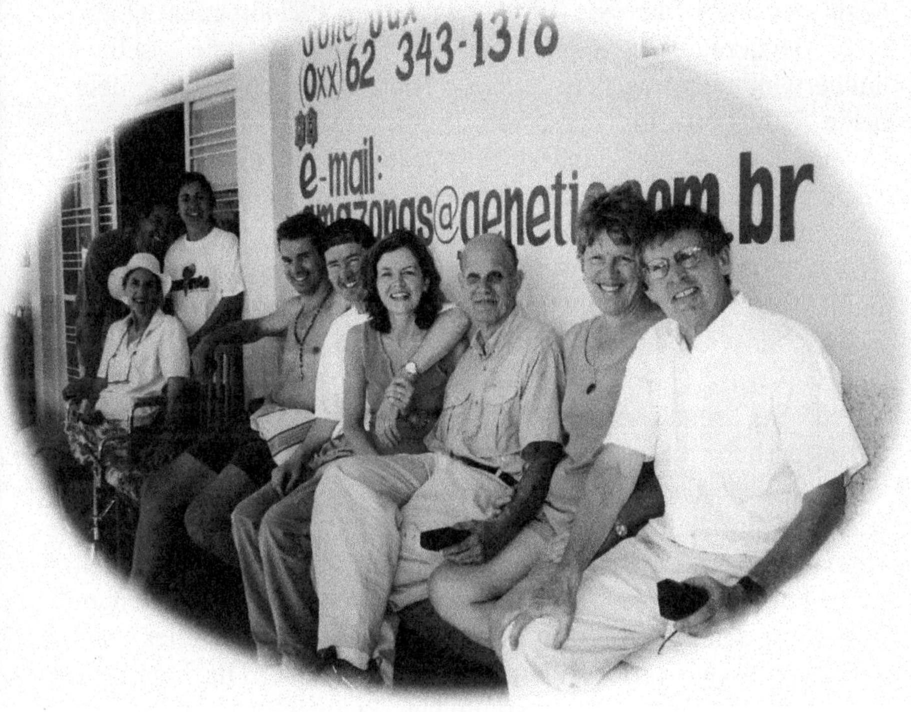

Teil 3: Geister und Doktoren

Als Kind war ich mir des Zaunes bewusst, welcher Spiritismus und Wissenschaft trennte. Durch meinen Vater, einen hervorragenden Pathologen, der beim *National Institutes of Health* (NIH) arbeitetet, bekam ich einen Einblick in die herkömmliche Medizin. Durch zwei meiner Tanten erhielt ich einen Eindruck von einer allgemeinen Form des Spiritismus, da beide ein tiefes Interesse an übersinnlichen Phänomenen hatten. Die Barriere, die diese beiden Felder trennte, schien unüberwindbar zu sein. Es war ein Tabu in meiner Familie über beide Themen in derselben Konversation zu sprechen. Unterhaltungen am Esstisch entsprachen einem bestimmten Standard der Intelligenz, der von der Loyalität meines Vaters zur Wissenschaft bestimmt wurde.

Es gab keine Öffnung, welche eine Wechselwirkung der beiden Gebiete erlauben würde. Übersinnliche Phänomene, wie Geister, wurden als Gespenstergeschichten abgetan, die man Freunden und Kindern als Gruselgeschichten in der Nacht erzählt oder es waren sehr private Gespräche, die geheim bleiben sollten. Jene, die öffentlich über Geister sprachen, wurden als verrückt oder idiotisch angesehen. In einer solchen Welt waren Ärzte mehr als reale, rechtmäßig anerkannte Autoritäten mit einer großen, vorgetäuschten Verantwortung. Über die Medizin zu sprechen und Menschen zu helfen, welche unter physischen Problemen litten, war sehr ernsthaft und es gab keinen Platz für alles, was man als nichtwissenschaftlich bezeichnen könnte. Die Trennung von Wissenschaft und übersinnlichen Phänomenen ist in den Vereinigten Staaten immer noch sehr gegenwärtig.

Ich war zwanzig Jahre alt und hatte bereits beschlossen die Psychologie einer höheren Bewusstseinsebene zu studieren, als ich das erste Mal von Edgar Cayce und J.B. Rhine hörte. Cayce (1877-1945) war der erste Angloamerikaner, der die Ärzte mit seinen diagnostischen Fähigkeiten beeindruckte… Fähigkeiten, die ihm durch die Kommunikation mit einer spirituellen Intelligenz zugänglich gemacht wurden. Cayce konnte sich bewusst in einen „Schlafzustand“ versetzen um Informationen zu erhalten. Obwohl er nicht als Arzt ausgebildet war, diagnostizierte er erfolgreich und gab Informationen zur Behandlung weiter, außerdem inspirierte er die Menschen ihr spirituelles Leben zu vertiefen. Sein Erfolg ist gut dokumentiert und seine Arbeit wird immer noch an der *Association for Research and Enlightenment* in Virginia Beach, welche 1931 gegründet wurde, untersucht.[1]

Wie auch immer, Edgar Cayce wurde trotzdem nur als eine Anomalie angesehen. In unserem kollektiven Glaubenssystem gibt es keinen Platz für Menschen wie Cayce oder João de Deus, welche die Kluft zwischen Medizin und Spiritismus zu überwinden suchen.

J.B. Rhine war der erste Nordamerikaner, der die Parapsychologie in die Forschungslabore brachte. Seine Arbeit begann in den dreißiger Jahren an der Duke Universität, wo er Untersuchungen in mentaler Telepathie und anderen PSI Phänomenen vornahm und Untersuchungen der Parapsychologie in die Kreise der Wissenschaft einführte. Seitdem wurden tausende von Untersuchungen an Themen durchgeführt, die mit Parapsychologie zu tun haben. Viele der Forschungen fanden in Laboren statt, in denen unsere besten Denker arbeiten, wie zum Beispiel *Stanford Research International* und *Princeton,* die den höchsten Standard in der Forschung halten. Aber trotzdem ziehen es Regierungsbehörden, wie der *National Research Council,* die die öffentliche Meinung beeinflussen, vor die Resultate dieser ausgezeichneten Forschung zu übersehen, indem sie inaktiv bleiben und unsere kulturellen Gewohnheiten des Nichterkennens der Hilfe, welche die Parapsychologie unserem Gesundheitswesen geben könnten, unterstützen.[2]

Vielleicht war meine Einführung in die Welt des Spiritismus deiner ähnlich. 1954 wurde unsere Familie ein Ouija - Brett gegeben. Zu dieser Zeit war ich acht Jahre alt, meine Schwester und ihre Freunde waren vierzehn und fünfzehn. An kalten Winterabenden haben wir das Brett herausgeholt und uns vor den Kamin gesetzt. Das Ouija - Brett wurde als „Gesellschaftsspiel“ eingestuft und stand im Verkaufsregal gleich neben „Monopoly“ und ähnlichen Spielen.

Das Ouija - Brett ist ein Brett auf dem das Alphabet und die Zahlen von 1 bis 10 zu sehen sind. Dazu kommt noch ein Plastikschiffchen, welches etwa 2,5 cm hoch und etwa 12 cm breit ist. Es steht auf drei Beinen, damit es leicht über das Brett gleiten kann. Das Schiffchen hat ein kleines Fenster in seiner Mitte, so dass du die Buchstaben oder Zahlen sehen kannst über denen es steht. Wir legten unsere Hände ganz sanft auf das Schiffchen, nachdem es in die Mitte des Brettes gestellt worden war. Ohne irgendein Vorhaben, ohne Gebete und ohne Zeremonien würden wir einfach darauf warten, dass es sich, geführt von den Geistern, bewegt. Nachdem das Schiffchen begonnen hatte sich zu bewegen, würde es über das Brett rutschen und über verschiedenen Buchstaben und Zahlen anhalten. Meine Hände erinnern sich noch an das Gefühl der Hingabe.

Wir taten unser Bestes den Instruktionen des Spieles zu folgen: Gib die Kontrolle ab und erlaube dem Schiffchen durch andere Energien als deine eigene geführt zu werden. Wir hofften immer, dass eine paar Geister in der Nähe wären. Wenn es sich bewegte, fragten wir die anderen: „Schiebst du es? Oder du…?“ Oder wir waren vor Erstaunen ganz still. Wir schrieben alle Buchstaben und Zahlen auf und versuchten die Nachricht zu erkennen, die aus dem spirituellen Reich zu uns durchdrang. Die meisten Fragen beinhalteten dasselbe Thema „Kann mich so und so gut leiden?“ oder „ Wie viele Kinder werde ich haben, wenn ich erwachsen bin?“ (Wir könnten genauso gut eine Margarite gefragt haben… er liebt mich, erliebt mich nicht, er liebt mich, er liebt mich nicht.)

Wir spielten das Spiel ohne Verstand, während wir darauf warteten, dass das Abendessen fertig wurde. Wenn wir zusammenhängende Nachrichten erhielten, lachten wir nur darüber. Die Namen, die wir erhielten, waren sehr sonderbar und die Nachrichten irgendwie unglaubwürdig. Ich kann mich nicht erinnern, dass wir jemals die wirkliche Herkunft dieser Nachrichten diskutierten hätten oder uns Gedanken gemacht hätten, ob wir das Brett als Medium benutzen könnten, damit es uns wirklich von Nutzen sei. Niemand warnte uns, dass die Geister, die zu uns durchdrangen, uns nicht unbedingt wohlgesinnt gegenüberstehen würden. In unserer Ignoranz öffneten wir die Tür für alle Geister, so wie ein Kind die Haustür offen stehen lässt, damit jeder hereinkommen kann. Wir wussten nicht wie man selektiert. Wir spielten das Spiel um Spaß zu haben.

Meine Einführung in das Gebiet der Kommunikation mit Geistern ging in derselben Art und Weise weiter, gespickt mir Gespenstergeschichten und komischen Träumen von Indianern, die kamen um mich von zu Hause wegzuholen. Durch meine eigene Hellfühligkeit wurden übersinnliche Phänomene zu einem Teil meines Lebens. Ich schien einen Sinn dafür zu haben zu erkennen, was mit anderen Menschen wirklich los war. Ich wusste, dass meine Eltern sehr unter bestimmten Dingen litten, obwohl sie sich immer lustig und freundlich gaben – ich konnte diese Depression richtig fühlen.

Manchmal, wenn ich mit meiner Tante Celina alleine war, erzählte sie mir Geschichten über ihre Erfahrungen mit „der anderen Seite“. In den frühen Vierzigern traf sie sich mit ein paar anderen Frauen in Boston und sie hielten Seancen ab, in der Hoffnung, dass die höhere Intelligenz der Wesen in der spirituellen Welt ihnen über ihre Ehemänner, die in Europa oder in Asien im Krieg waren, etwas mitteilen könne. Post kam nur selten und die Informationen waren niemals genug, denn den Männern war es nicht erlaubt darüber zu schreiben, wo sie sich gerade aufhielten oder was sie taten. Während dieser Seancen legte jede der Frauen ihre Hände auf den Tisch mit dem Vorhaben bestimmte Fragen über Familie und Freunde zu stellen – also mit den Geister zu kommunizieren. Die Tischbeine, ohne das sie physisch bewegt wurden, reagierten auf die Energie der nicht verkörperten Geister. Sie deuteten auf bestimmte Buchstaben im Alphabet durch die Anzahl von Schlägen hin. A = 1 Schlag, B = 2 Schläge, C = 3 Schläge etc. Eines Abends erschien Celinas toter Großvater und sagte ihr, dass er der Tatsache zustimme, dass sein Enkel Henry ins Ministerium gehen wolle und er versicherte ihr, dass es ihm gut gehe. Tante Celina erzählte mir, dass es ihr so wirklich vorgekommen war, dass sie die ganze Nacht wach blieb. Glücklicherweise überlebte Henry den Krieg und wurde ein sehr beliebter Minister der Episkopalkirche. An einem anderen Abend wurde der Tisch so lebendig, dass die Frauen ihm hinterherliefen, als er von selbst die Treppen hinaufstieg. Der Tisch schlug immer wieder mit der gleichen Anzahl von Schlägen auf, welche für die Buchstaben A-H-F standen. Keine der Frauen verstand die Bedeutung der drei Buchstaben bis am nächsten Morgen das Telefon klingelte und die Nachricht durchgegeben wurde, dass ein Cousin, Augustus Horsford Fiske (A.H.F), unerwartet verstorben sei.

Man hat mir diese Geschichten mit einer „nicht zu ernst zu nehmenden“ Einstellung erzählt (die meisten Männer in meiner Familie sind Ärzte, die in den besten Medizinschulen des Landes ausgebildet worden sind), aber sie bewirkten etwas in mir auf einer viel tieferen Ebene. Ich wollte einfach mehr über diese Phänomene erfahren.

Ich fühlte mich auch besonders mit der Schwester meiner Mutter verbunden, Tante Harriet oder „H“, welche auch ein großes Interesse an spirituellen Fragen hatte. Von 1955 – 1967 traf sich H einmal in der Woche mit einer kleinen Gruppe von

Frauen (eine davon war eine Frau, die mit höher entwickelten Wesen kommunizieren konnte) um die großen Bücher immerwährender Weisheit: das I Ching, das Tibetanische Totenbuch, die Schriften von Jung, die Bibel etc. zu studieren. Sie begannen ihre Treffen immer mit einem gemeinsamen stillen Meditieren. Am Ende der Sitzungen gab die Frau, die mit den Geistern in Kontakt stand, manchmal Weisheiten von den nicht verkörperten Wesen wieder.

Die Gruppe von H wurde auch sozial aktiv und unterstützte das Wachstum von neuen spirituellen Formen in den Vereinigten Staaten. Es war nicht einfach nur eine Selbsthilfegruppe für eine kleine Anzahl von Personen. 1965 brachten Mitglieder der Gruppe Philip Kapleau zurück in die USA um als Meditationslehrer in Rochester, im Bundesstaat New York, tätig zu sein; nachdem er mehrere Jahre in einem japanischen Kloster gelebt hat und unterrichtet wurde. Kapleau schrieb später „*The three Pillars of Zen*", ein Klassiker der Literatur über den Buddhismus in Amerika und er wurde ein hoch anerkannter Lehrer in den USA. Deshalb halte ich meine Tante H für richtungsweisend, wenn es darum ging die Amerikaner für neue und kraftvolle Formen der spirituellen Arbeit, den erleuchteten Weg des Lebens weise zu öffnen.

Während meine Tanten eine Quelle der Inspiration waren und mich in das weite Feld der spirituellen Handhabe führten, versuchten der Mann von H, Bill, und auch mein Vater alles um diese Öffnung zu schließen. Ich bemerkte, dass meine Mutter und ihre Schwestern bemerkenswert still waren, wenn es um übersinnliche Phänomene und Traditionen der Weisheit ging, sobald ihre Männer anwesend waren. Anfangs verstand ich nicht warum und so fragte ich, als Jugendlicher, Bill und meinen Vater wie sie über die unsichtbaren Reiche der Geistwesen und über Meditationslehrer denken. Bill vertrat die Auffassung, dass Meditation für die Vögel wäre, Parapsychologie sei unrealistisch und Metaphysik wäre nichts für Menschen, die wenigstens ein bisschen Verstand haben. Bill ärgerte H gnadenlos und öffentlich wegen ihrer Gruppe. Er sah keinen Sinn in dem, was er „auf deinen Nabel schauen“ oder „Treffen in den Wolken“ nannte.

Mein Vater (in den 30er Jahren an der *„John Hopkins Medical School“* ausgebildet, unterrichtete an der *„Harvard Medical School*“ bevor er als Leiter des Forschungslabors an den *„National Institutes of Health*“ angestellt wurde) wollte nie etwas mit Medizinern zu tun haben, die Gewicht auf die Kraft unsichtbarer Energien legten. Wenn ich mal den Mut fand meinen Vater über Chiropraktik, Akupunktur und Meditation zu befragen, wandte er sich innerhalb von zwei Sekunden einem anderen Thema zu. Es waren kurze Lektionen für mich.

Die Reaktion und die Verschlossenheit von Bill und meinem Vater hinterließen bei mir den Eindruck, dass ich sehr vorsichtig sein müsste, mit wem ich über übersinnliche Phänomene sprach. Sprich über irgendetwas, das mit der spirituellen Welt verbunden ist und du verlierst vielleicht einen Freund, selbst die Liebe deiner Familie und deine Glaubwürdigkeit in einem Augenblick.

Trotz des gut dokumentierten Erfolges von Edgar Cayce sowie anderen ähnlich begabten Menschen, wird spirituelle Heilung in der westlichen Welt als Gesellschaftsspiel, Hokuspokus, Hypnose oder Placebo Effekt angesehen. *„The Journal of the American Medical Association*“ will nichts mit Spiritismus zu tun haben, als ob der Erfolg dieser Art zu heilen nicht existiere. Obwohl wir im Nordamerika des 21. Jahrhunderts vielleicht nicht mehr auf dem Scheiterhaufen verbrannt werden können, so werden jene, die daran glauben, dass eine spirituelle Praxis die Heilung beeinflussen kann von Gelehrten verlacht und von medizinischen Autoritäten als unglaubwürdig hingestellt.

„Warum neigen Anatomen, Physiologen, überhaupt die meisten Naturwissenschaftler zum Materialismus? Sie beziehen alle, was ist, auf das, was sie sehen. Ihr Hochmut kann nicht zulassen, dass etwas über ihr Verständnis hinausreichen könnte. Sie meinen, für sie könnte die Natur nichts Verborgenes haben."

\- aus Kardecs „Buch der Geister"

Es ist traurig die Effekte zu sehen, die die weit verbreiteten Vorurteile unseres Gesundheitswesens gegenüber allem hat, was mit Spiritismus zusammenhängt. Wir unterdrücken eine ganze Reihe von effektiven Heilprozeduren und menschlichen Potentialen. Wir beleidigen die Intelligenz anderer Völker, welche die spirituelle Heilung zu einem festen Bestandteil ihres Gesundheitswesens gemacht haben.

Glücklicherweise befinden wir uns in einer Phase der Neuentdeckung des Interesses an veränderten Bewusstseinszuständen und damit verbunden einer neuen Sichtweise auf alle spirituellen Dinge. Von Geistwesen inspirierte Bücher gewannen in den letzten Dekaden immer mehr an Bedeutung. „*A Course in Miracles*" niedergeschrieben von Helen Shucman (sie behauptete Jesus zu channeln) veranlasste Untersuchungen in 14 verschiedenen Sprachen und es wurden etwa eine Million Exemplare verkauft seit es 1965 erschien.

In heutiger Zeit haben Ärzte wie Larry Dossey Forschungsergebnisse veröffentlicht, welche die Heilkraft von Dingen bezeugen, die bis dahin als unrealistisch galten. Wir wissen jetzt, dass ein ernsthaftes spirituelles Leben zu einer guten Gesundheit und einem langen Leben beitragen kann. Menschen, die an Gott oder eine höhere Kraft glauben, in die Kirche gehen und regelmäßig beten, sind zufriedener in ihren Leben und haben eine größere emotionale Stabilität. Dr. Dossey hat Beweise gesammelt wie effizient Gebete in der Heilung, auch über größere Distanzen, sein können.[3] Das Magazin „*The*

Journal of Alternative Therapies", dessen Chefredakteur Dr. Dossey ist, veröffentlichte einen Artikel im Juli 2000 über „Trance Operationen in Brasilien" von N. Don und G. Mauro. Es war der erste Artikel, welcher, obwohl noch sehr oberflächlich, auf die positive Kraft von spirituellen Chirurgen in Brasilien hinwies.

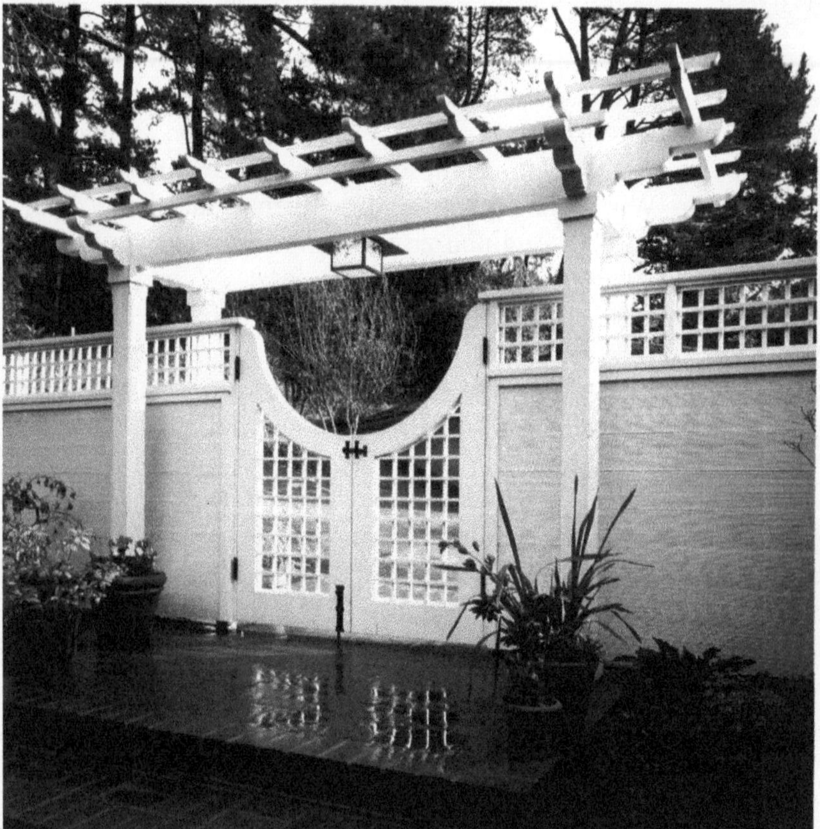

Einige mutige Seelen gehen einen schmalen Pfad zwischen der Medizin und dem Spiritismus und versuchen hervorzuheben wie wir beide zusammenbringen können oder sie zumindest dazu bringen können sich auszutauschen. Die Leichtigkeit zu reisen erleichtert diese Arbeit. Wir leben in einer Zeit, in der die Menschen die Freiheit haben, die Casa de Dom Inácio zu besuchen und die spiritistische Heilung selbst zu erfahren. Sie haben aber auch Zugang zu lebensrettenden Technologien und Medikamenten, die aus unseren besten Forschungslaboren und Krankenhäusern kommen.

Glücklicherweise war es mir möglich dazu beizutragen, dass die Nordamerikaner die Möglichkeit akzeptieren, dass PSI-Phänomene kein Zeichen einer mentalen Krankheit sind. 1986 machte ich meinen Doktor in Transpersonaler Psychologie und ein Teil meiner Doktorarbeit „*A Sourcebook for Helping People in Spiritual Emergency*“ wurde später als Buch veröffentlicht und wird jetzt in fortgeschrittenen Lehrprogrammen genutzt. Diese Arbeit, zusammen mit vielen anderen, war ein Faktor, der die Psychiater veranlasste die Symptome, die mit einer Psychose auftreten, in einem anderen Licht zu betrachten. Ab 1994 fand man dann auch im „*Diagnostic and Statistical Manual of Mental Disorders*“ einen neuen diagnostischen Code – Religiöse und Spirituelle Probleme –, der die Themen behandelte, welche mit der Verwirrung zu tun haben die durch spirituelles Wachstum hervorgerufen werden und die kein Zeichen einer mentalen Krankheit sind. Seither sind Therapeuten und Fachärzte verantwortlich für ihre Entscheidung, ob es sich bei einem Patienten um eine außergewöhnliche spirituelle Erfahrung oder die Symptome einer mentalen Krankheit handelt. Es ist ein Schritt weg von unseren kulturellen Vorurteilen und der Ignoranz gegenüber PSI-Phänomenen und spirituellen Erfahrungen die einen großen Beitrag zu unseren Heilungsmethoden leisten könnten.

Wie im Teil 2 schon besprochen sind die Brasilianer uns einen großen Schritt voraus, wenn es darum geht die Kraft des spirituellen Heilens zu akzeptieren. Der Spiritismus ist tief in der

Kultur verwurzelt und wächst in dieser Gesellschaft immer weiter. Chico Xavier, ein bekannter Kardecist aus Uberaba, der jetzt in seinen 90ern ist, übermittelt täglich die Weisheit von hoch entwickelten Geistwesen an tausende von Menschen. Seine Hand wird von den Geistwesen geführt, welche diagnostizieren und eine Behandlung für Menschen, die nach Hilfe suchen, vorschlagen. Er hat über 300 Bücher gechannelt, in Portugiesisch, alle bestätigen die Macht der Heilkraft, die möglich ist, wenn wir in der richtigen Art und Weise mit den Geistern umgehen. Die Brasilianer sehen ihn als einen lebenden Heiligen an. Er wurde auch für den Friedensnobelpreis nominiert.

„Warum wurde die Wahrheit nicht immer jedermann zugänglich gemacht? Jedes Ding hat seine Zeit: Man muss sich erst an sie gewöhnen, sonst blendet sie"

- aus Kardecs „Buch der Geister"

Aber trotzdem wird die Weisheit des Spiritismus durch westliche Wissenschaft und Technologie herausgefordert, während sie sich in Brasilien immer weiter verbreitet. Ein staatlich geprüfter Psychologe in Brasilien, der durch Gebete eine Fernheilung bewirkt oder zum Vorteil des Klienten negative Geister vertreibt, kann seine Lizenz genauso schnell verlieren wie ein Psychologe in den USA, der dieselben Methoden anwendet.

Schwächen wir unsere medizinische Praxis, indem wir uns hinter unseren rationalen, wissenschaftlichen Paradigmen verstecken? Was passiert mit jenen, die in den alten Paradigmen der westlichen Wissenschaft fest verankert bleiben? Unglücklicherweise starb mein Vater an Herzversagen, allein und von seiner Familie getrennt. Er war erst 58 Jahre alt, als sein Herz 1972 zu schlagen aufhörte. Ich glaube, er hat mehr Material in seinen gut ausgebildeten Verstand hineingepackt als in seine von Herzen kommenden Verbindungen. Ironischerweise waren

Herzkrankheiten die Spezialität meines Vaters in den 50er und 60er Jahren. Er war ein Meister des materialistischen Ansatzpunktes: verstopfe deine Arterien nicht mit zuviel Fett und deine Pumpe wird ihre Arbeit tun. Eine wertvolle Perspektive zu seiner Zeit, aber leider nur ein Aspekt des Ganzen.

Heutzutage, dreißig Jahre nach dem Tode meines Vaters, erkennt die Medizin an, dass Gruppen, in denen Menschen ihre Geschichten erzählen können und eine enge Verbindung zueinander haben, mindestens genauso wichtig sind für die Gesundheit des Herzens wie eine bestimmte Ernährungsweise und eine körperliche Betätigung. Die von Herzen kommenden Verbindungen, das Unsichtbare, welches uns erlaubt mit anderen in Verbindung zu treten und Verbündete im Geiste zu werden, werden endlich auch in der medizinischen Handhabe anerkannt.

Was wird mit unseren medizinischen Einrichtungen passieren, wenn wir fest in dem alten Model westlicher Medizin verankert bleiben und sie nicht an die Bedeutung unseres menschlichen Verbundenseins anpassen? Unsere Krankenhäuser werden immer bessere Technologien erwerben. Unsere Wissenschaftler versuchen das Leben zu duplizieren, kartographieren das Genom und klonen Tiere, *ohne die Frage zu beantworten, was dem Leben seine Bedeutung gibt.* Ärzte und Psychologen haben immer weniger Zeit eine hilfreiche und ernsthafte Beziehung zu ihren Patienten aufzubauen und sie beziehen sich nur auf die Methoden, die sie anbieten können: Operation, Anästhesie, Kardiologie etc. Während die Technologen versuchen Leben zu erhalten, werden wir zu Inseln unserer selbst, getrennt durch ein weites Meer von Verbindungen und sind sogar getrennt davon mit uns selbst eins zu sein.

Obwohl wir jetzt deutlich offener sind für alternative oder ergänzende Medizin als wir es in den 50er Jahren waren, müssen wir trotzdem noch lernen mit der Struktur unserer medizinischen Einrichtungen umzugehen. Zum Beispiel halten wir um jeden Preis am Leben fest und wenden außergewöhnlichste Mittel an, selbst wenn keine Hoffnung mehr besteht, dass ein qualitativ hochwertiges Leben gelebt werden kann. Heutzutage ist eine sterbende Person typischerweise immer noch von medizinischer Technologie umgeben bis zu einem Punkt an dem riesige Maschinen den Körper am Leben erhalten und Krankenschwestern, die diese Maschinen überwachen und nicht den Patienten. Durch Schläuche an der freien Bewegung gehindert und durch Lärm überstimuliert findet eine sterbenskranke Person gar nicht die Ruhe zu meditieren oder Frieden mit Gott zuschließen, selbst wenn sie wollte. Die Hospiz Bewegung hilft uns diese paralysierende Situation zu umgehen, indem sie geliebte Menschen aus dem Krankenhaus nach Hause bringt, damit sie dort, unterstützt von dem nötigsten medizinischen Personal, den Komfort und die Würde gewährleisten soll, in Ruhe sterben zu können.

Jetzt, da sich alternative Heilmethoden immer weiter ausbreiten, sieht man immer weniger Krankenschwestern und Ärzte, die sich einmischen, wenn Patienten in Ruhe mit ihren Freunden meditieren. Damit werden auch die Tore geöffnet für weitere Zusammenarbeit zwischen der Medizin und dem Spiritismus.

Ein Ältester der Hopi Indianer gibt weise Ratschläge über diese Zeit der Veränderung, in der viele konventionelle Bereiche, einschließlich der Medizin und Religion, sich neuen Perspektiven anpassen.

„Es gibt einen Fluss, der jetzt sehr schnell fließt.

Er ist so mächtig und schnell, dass es solche gibt, die sich fürchten.

Sie werden versuchen sich am Ufer festzuhalten, sie werden sich fühlen als würden sie auseinander gerissen und sie werden sehr leiden.

Wisse, dass der Fluss ein Ziel hat.

Die Ältesten sagen, dass wir das Ufer loslassen und uns abstoßen müssen, in die Mitte des Flusses schwimmen sollen mit geöffneten Augen und unseren Köpfen über dem Wasser.

Und ich sage dir, schau dich um und sehe, wer bei dir ist, und feiere.

Zu dieser Zeit in der Geschichte sollten wir nichts persönlich nehmen, am wenigsten uns selbst, denn in dem Moment, in dem wir dies tun, wird unser spirituelles Wachstum und unsere Reise zu einem Halt kommen.

Die Zeit des einsamen Wolfes ist vorbei.

Nimm dich zusammen.

Lass das Wort „Kampf" aus deinem Vokabular und aus dcincr Einstellung verschwinden.

All das, was wir jetzt tun, muss in einer heiligen Art und Weise und in Zelebration getan werden.

Wir sind diejenigen auf die wir gewartet haben."

Nachfolgend findest du Interviews mit Ärzten, die ich in Abadiania getroffen habe. Sie waren bereit in das Unbekannte vorzustoßen und der Welt des spiritistischen Heilens einen respektvollen Besuch abzustatten. Durch diese risikobereiten Ärzte können die Tore, die die Wissenschaft vom Spiritismus trennen, von uns leichter geöffnet werden All die Ärzte, die ich interviewte, kamen eher skeptisch nach Abadiania, waren aber bereit sich der Erfahrung, die die Casa zu bieten hatte, zu stellen. Jeder dieser Ärzte machte eine andere Erfahrung, aber alle hatten die Möglichkeit die Operationen, die João de Deus durchführt, hautnah mitzuerleben. Als ich sie interviewte, steckten sie alle in einem Prozess der Neueinschätzung ihrer medizinischen Ausübung und verarbeiteten ihre Erfahrungen in der Casa, die sie auf persönlicher und professioneller Ebene verändert haben. Die Interviews zu lesen, könnte dir helfen zu erkennen wie spirituelles Heilen in Verbindung mit herkömmlicher Medizin nützlich werden kann.

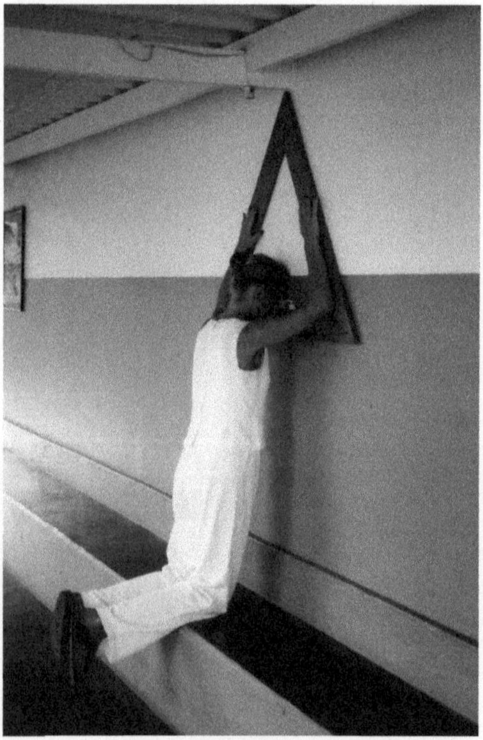

Beten am Dreieck

Len Saputo, Doktor der Medizin, Direktor

Health Medicine Forum
Walnut Creek, Kalifornien
Geburtsjahr: 1940
Duke University Medical School
Staatlich geprüft: Innere Medizin
E-mail: FORUM@ HEALTHMEDICINE.ORG
Website: www.healthmedicine.org

Samstag, der 18. August 2001. Es ist ein gemütlich warmer Tag und ich sitze mit Dr. Len Saputo im Innenhof der Pousada Dom Ingrid, drei Gehminuten von der Casa de Dom Inácio entfernt. Im Hintergrund zwitscherten über zwanzig weiße und indigofarbene Sittiche, während sie in ihrem fünf mal sieben Fuß (etwa 1,60m mal 2,20m) großen Käfig herumflogen. Wir hörten das gelegentliche Klappern von Geschirr und Töpfen aus der Küche, wo das Frühstücksgeschirr abgewaschen wurde. Zwei Dachshunde, die hier leben, bellten vorbeigehende Leute an.

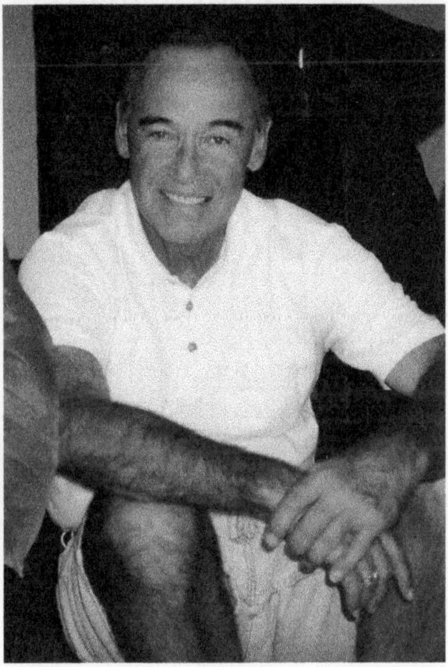

Dr. Saputo, Direktor des *Health Medicine Forum,* entwickelte ein Model für eine umfassende klinische Praxis, bei der herkömmliche Mediziner mit Therapeuten ergänzender Medizin zusammenarbeiten. Mit seiner Frau Vicki, einer eingetragenen Krankenschwester, zusammen moderiert Dr. Saputo ein Radioprogramm im Gebiet der San Francisco Bay –

Prescription for Health. Zuhörer können dort anrufen und nach Unterstützung und Ratschlägen fragen, welche die Gesundheitsfürsorge betreffen. Diese Aufgabe erfordert ständige Diese Aufgabe erfordert ständige Nachforschung und die Fähigkeit eine weite Perspektive erkennen zu können. Nachforschung und die Fähigkeit eine weite Perspektive erkennen zu können.

Ein Gesundheitssystem sollte sich der Notwendigkeit, eine perfekte Gesundheit zu erhalten, widmen und gleichzeitig die Notwendigkeit für einen bedeutungsvollen Sinn im Leben unterstützen.

Dr. Saputo fing an, indem er sagte, dass er jetzt an einem Punkt in seinem professionellen Leben angekommen sei, in dem er immer mehr bereit sei, das zu erforschen, was es „außerhalb der Kiste“ gibt –was soviel bedeutet, dass er bereit ist Dinge zu ergründen, die nicht an der Medizinschule in Duke gelehrt wurden. Er sprach mit Humor und Hingabe über sein Leben als Mediziner, ernsthaft Optionen in Betracht ziehend, die er früher nie in Betracht gezogen hätte. Er sprach auch mit der Autorität eines Menschen, der Stolz darauf ist den Anschluss an die Perspektiven herkömmlicher Medizin nicht zu verpassen:

> „Wenn zwei Drittel aller Nordamerikaner und 25 % der unter 18-jährigen chronische Krankheiten haben (z.B. Asthma, Krebs, Zysten, Reizdarmsyndrom), dann haben wir eine Epidemie chronischer Krankheiten, die wir nicht zu heilen wissen. Die

dritthäufigste Todesursache sind jetzt unsere Therapien, Medikamente, Operationen, schlechte Ratschläge bzw. durch ärztliche Behandlung verursachte Krankheiten. Das Einzige, was noch mehr Todesopfer fordert, sind Herzkrankheiten und Krebs. Wir sind nicht nur sehr ineffektiv bei der Bekämpfung von chronischen Krankheiten, wir können uns auch die Kosten unseres Gesundheitssystems nicht leisten.

Es ist Zeit für einen Weckruf. Was wir zurzeit tun ist weniger effektiv als wir glauben, wie es unsere eigenen Aufzeichnungen beweisen, die im *Journal of the American Medical Association* und im *New England Journal of Medicine* veröffentlicht wurden! Ich möchte Mediziner dazu ermutigen sich andere Paradigmen anzuschauen, die kosteneffektiv sind und wirklich funktionieren."

Ich bat Dr. Saputo seine Definition von Gesundheit zu erklären und zu sagen, was er von Gesundheitssystemen erwartet:

„Lass uns mal die Art und Weise betrachten wie wir uns in den USA normalerweise Gesundheit vorstellen. Stell dir eine Skala vor mit dem Tod am einen Ende und der perfekten Fähigkeit zu funktionieren am anderen. Die Symptome sind in der Mitte der Skala. Umso mehr Symptome du hast, umso näher bist du dem Tod auf der Skala. Die Abwesenheit von Symptomen bezeichnen wir als Gesundheit. In den USA schauen die Menschen auf einen Körper, der funktioniert. Wir haben doch eher Krankheitsmodelle als Gesundheitsmodelle. Wir suchen nach der Abwesenheit von Krankheiten und Symptomen.

Ich bevorzuge ein Model in dem Gesundheit sich auch auf den Verstand und die Seele bezieht. Gesundheitsmodelle von den Ureinwohnern arbeiten mit einer Untrennbarkeit von Körper, Geist und Seele. Ein wichtiger Indikator der Gesundheit in diesem Model ist, dass jede Person einen bedeutungsvollen Sinn im Leben hat und diesen Sinn zu manifestieren sucht.

Ein Gesundheitssystem sollte sich der Notwendigkeit widmen, eine perfekte Gesundheit zu erhalten und gleichzeitig die Notwendigkeit unterstützen einen bedeutungsvollen Sinn im Leben zu finden.

Wenn wir, als Individuen, wissen, warum wir hier sind und was unser Beitrag ist; wenn wir Beziehungen genießen und uns kreativ ausdrücken können, dann haben wir wahre Gesundheit. Du musst deinen Platz im Universum erst respektieren, lieben und dankbar annehmen, akzeptiere ihn, liebe dich selbst in dieser Art und Weise, dann wird dein Ziel des Lebens zu lieben und zu teilen. Wenn du dich mit anderen in einem liebevollen Vorhaben verbindest, dann kannst du eine wirkliche Gemeinschaft haben.

Das meiste, was heutzutage an Medizinstudenten weitergegeben wird, hat mit der Verschreibung von Medikamenten, dem Einsatz neuester Technologien, dem Überwachen von Patienten und dem Verlängern ihrer Lebensdauer zu tun, selbst wenn der Patient nicht mehr den Wunsch hat weiterzuleben oder kein Ziel mehr in seinem Leben hat. Nur sehr wenige Ärzte nehmen sich die Zeit tiefere Gespräche mit ihren Patienten zu führen, über Dinge, die nichts mit den Symptomen ihrer Krankheit zu tun haben.

„Was ist der Zweck der Inkarnation der Geister? Gott will die Geister dadurch zur Vollendung führen. Für die einen ist sie Sendung, für die anderen wieder Sühne. Um aber zur Vollendung zu gelangen, müssen sie alle Wechselfälle der leiblichen Existenz durchmachen. Hierin liegt die Sühne. Durch die Inkarnation soll der Geist auch befähigt werden, für seinen Teil am Schöpfungswerke beizutragen. Zu diesem Zweck nimmt er auf jeder Welt eine zum Stoff derselben stimmige Ausrüstung an, um dort die Befehle Gottes auszuführen. So schreitet er selbst fort, während er zum allgemeinen Fortschritt beiträgt."

Kardecs „Buch der Geister"

Die Ausbildung von Ärzten basiert nicht auf einer Verbindung mit anderen. An der Duke Universität, an der ich ausgebildet wurde, betrachteten wir jede Person als eine Nummer, eine Diagnose und Prognose. Wir sprachen nicht mit einer Person: wir sprachen zu einer Person mit einer angehängten Diagnose. Wir dachten nicht über die schlechte Homöostase, zu der wir beitrugen, nach. Wir stellten die Funktionsfähigkeit wieder her, aber wir heilten nicht. Das Herausnehmen einer Gallenblase, zum Beispiel, würde zwar die Symptome beheben, aber die Krankheit nicht heilen.

Die Leute, die mit mir zusammen ausgebildet wurden und die meisten allopathischen Ärzte heutzutage sind in einem auf Wissenschaft und Forschung basierenden Paradigma untergetaucht. Was sie nicht verstehen, existiert nicht. So, wie können sie dann eine unsichtbare spirituelle Welt als real bezeichnen und einem anderen Wissenschaftler trotzdem noch in die Augen schauen? Wenn du es nicht verstehst, existiert es nicht. Unser Stand den Ärzten und Medizinern gegenüber war kalt, analytisch, unpersönlich, von einander getrennt, gegensätzlich und ein ständiger Wettstreit.

In unserer Ausbildung lernten wir nicht, uns näher auf Patienten einzulassen, sondern Wissenschaftler zu werden. Es ist ein Widerspruch. Wir lernten das Gegenteil von dem, was wir eigentlich tun sollten. Die Arbeit eines Heilers ist Vertrauen und Sicherheit in einem Patienten zu erwecken. Sie als spirituelle Wesen anzuerkennen ist Teil dieser Arbeit. Wenn du in einem System steckst, in dem du keine Zeit hast dich selbst oder den Patienten kennen zu lernen und der Patient dich nicht kennt, dann kann keine tiefe Heilung stattfinden.

Jetzt, da wir immer mehr über die physische Seite lernen, stehen wir ein paar schweren Wahrheiten, über unser auf Wissenschaft und Forschung basierendes Paradigma, gegenüber. In Wirklichkeit sind 50 % von dem, was wir tun, wirklich auf Wissenschaft basierend. 1-15 % von dem, was veröffentlicht wird, basiert auf reiner Forschung. 85-99 % sind eine Projektion. Das heißt, dass wir einer großen Täuschung unterlegen sind darüber, was wir Wissenschaft nennen.

Ich wollte den Aspekt des Wissenschaftlerseins ablegen und mehr an dem teilnehmen, was wirklich passiert. Aber mit mir selbst und anderen verbunden zu sein, ist eine neue Erfahrung für mich und ich muss noch viel lernen.

Das ist ein Grund, warum der Aufenthalt hier in der Casa de Dom Inácio sehr herausfordernd, aber auch inspirierend war. Ich denke, dass die Art der Heilung, die hier angeboten wird, ein unbegrenztes Potential hat, aber um sie zu erhalten, muss man einen mehr teilnehmenden Standpunkt einnehmen. Um zu erfahren, worum es hier geht, musst du dich selbst mehr einbringen ohne eine „Ich-weiß-alles-Haltung“ zu haben.

Gestern, an meinem dritten und letzten Tag, an dem ich an den Aktivitäten in der Casa teilnahm, bevor ich wieder abreisen werde, passierte etwas Lustiges. Ich kam hierher um anderen zu helfen, Zeuge von Operationen zu sein, die die Entität durchführt, Konversation zu führen mit einem Meister vom Standpunkt eines anderen Meisters aus, du weißt schon – Informationen austauschen, etwas voneinander lernen. Ich stellte mir vor, an einem runden Tisch zu sitzen und herauszufinden wie wir als Team zusammenarbeiten könnten. Aber so funktioniert das hier nicht. Ich wurde von der Entität nie eingeladen meinen Standpunkt mitzuteilen. Nachdem ich ihn getroffen hatte, wurde mir gesagt, ich solle mich in seine Nähe setzen und einfach zuschauen. Ich wurde wieder in die Situation eines Studenten versetzt.

Nach der morgendlichen Sitzung verließ ich den Raum der Entität und ging durch die Empfangshalle. Sebastian, Joãos Sekretär und seit über zwanzig Jahren sein Assistent, ging in entgegengesetzter Richtung an mir vorbei. Er hielt eine Flasche mit Wasser in seiner Hand und als wir uns trafen, fing er an die Flasche mit Wasser zu schütteln. Aber auf der Flasche war kein Verschluss und das Wasser spritze in alle Richtungen und vor allem auf mich. Nicht, dass ich nur in die Position eines einfachen Studenten versetzt wurde, nein, jetzt wurde ich auch noch mit Wasser übergossen und musste nass und zerzaust durch die Gegend laufen. Sebastian setzte ein angenehmes Lächeln auf, ging weiter und zeigte mir ohne Worte mit einem Schulterzucken, dass ihm nicht bewusst war, dass kein Verschluss auf der Flasche war.

Ich war mit meiner Weisheit am Ende. Ich dachte: „Ist etwas mit mir nicht in Ordnung? Denken sie, dass ich von negativen Geistwesen besessen bin?“ Ich fühlte mich so beleidigt, dass ich bereit war zu packen und abzureisen. Jetzt habe ich eine neue Sicht des Geschehens. Vielleicht waren ja die Wesenheiten der Casa für die „Taufe“ durch Sebastian verantwortlich. Es war ja schließlich Wasser, welches von den Wesenheiten gesegnet war und dann über mir verschüttet wurde. Und das Bad in heiligem Wasser half mir zu verstehen: „Hey, ich bin erst seit drei Tagen hier und glaube auf derselben Ebene des Wissens zu stehen wie die Entität João? Was denke ich eigentlich, wer ich bin? Ich habe mir noch keine Position verdient, in der ich irgendeine Autorität habe. Ich weiß nur wenig über den Spiritismus, wie kann ich dann diesen Platz verlassen und denken ich könnte darüber lehren? Diese Idee ist eher entmutigend als aufbauend. Es gibt noch soviel für mich zu lernen. Ich bin ganz bestimmt nicht in irgendeiner Position um der Entität zu sagen, was richtig und was falsch ist.“

Die Casa scheint mir zu sagen: „Willst du, dass wir es versuchen oder nicht? Wenn ja, dann gib deine arrogante Einstellung auf und zeige Demut. Dann kannst du die Dinge aus einer neuen Perspektive betrachten.“

Vorgelehnt und mit den Ellenbogen auf seinen Knien unterhielt sich Dr. Saputo mit mir als ob wir enge Vertraute wären. Er beschützte weder seine Autorität noch seine Position. Er erzählte alles offen, klar und ehrlich.

„Die Saat der Casa wurde gepflanzt. Ich wollte es versuchen. Ich werde bald zurückkommen und für eine längere Periode hier bleiben. Das nächste Mal komme ich als Student, der etwas lernen will. Ich werde mich aber vorher etwas mehr mit dem Spiritismus auseinandersetzen, um offener und weniger arrogant zu sein.

Nach drei Tagen bin ich beeindruckt. Obwohl ich nicht die Chance hatte eine physische Operation zu sehen, ist mir doch bewusst geworden, dass es hier eine immense Heilenergie gibt. Es gibt ein riesiges positives Potential mit keinen oder wenn dann akzeptierbaren negativen Aspekten. Wenn mir nicht mehr gefällt, was passiert, kann ich jederzeit aufhören – ohne negative Nebenwirkungen. Im Moment weiß ich nicht, woher die positive Wirkung herkommt. Meine Annahme ist, dass sie von João und den Wesenheiten ausgeht. Ich glaube, dass ich mehr darüber erfahren werde, wenn ich mehr Zeit hier verbringe. Der Prozess des Lernens über mich selbst und wie ich mit der Menschheit umgehen kann, ist etwas sehr Wichtiges und hier ist ein guter Ort damit anzufangen. Ich spüre bereits, dass ich viel mehr Platz für Vertrauen in mich selbst und in die Welt der Geistwesen in mir habe, nach nur drei Tagen.

Die Casa spielt auf alle Fälle eine große Rolle in einer Neudefinierung von Gesundheit und sie hilft uns, die Struktur unseres Gesundheitswesens neu zu gestalten. Dieser Platz hat eine Vorbildfunktion. Er gibt anderen ein Beispiel einer liebevollen Verbindung zueinander und zu den Geistwesen. Die

Casa bietet ein vorbildliches Beispiel wie spirituelle Heilung und Gebet Hand in Hand arbeiten können. Ich sehe jetzt, dass sich Menschen intuitiv mit *allem, das ist* in der Welt verbinden können.

Persönlich, möchte ich mich auch verbinden und Energie in einer pulsierenden Art und Weise versenden. Mein Studium der Physik half mir die rationale Seite dieser Möglichkeit zu sehen, zu erkennen, dass alle Dinge in einer bestimmten Frequenz pulsieren oder schwingen. Bisher war es mir nicht möglich zu sehen wie Mediziner Schwingungsveränderungen nutzen können, die sich positiv und transformierend auf einen Patienten auswirken. Das war für mich eine neue Erkenntnis, die ich niemals für möglich gehalten hätte.

Die Casa hilft uns mehr über das spirituelle Reich zu erfahren und zu verstehen. Mediziner müssen sich mehr für die spirituellen Reiche öffnen, denn wir lernen in den Medizinschulen nichts über die Rolle der Spiritualität, aber wir wissen, dass das spirituelle Leben einen großen Einfluss auf unser Wohlgefühl sowie auf unsere Heilung hat. Ein richtiger Arzt kann nur geben, was er besitzt. Umso weiter ein Arzt spirituell fortgeschritten ist, umso mehr kann er andere in ihrer Heilung unterstützen.

„Würden Sie Patienten und Ärzten einen Besuch in der Casa empfehlen?“ fragte ich und Dr. Saputo antwortete Folgendes:

„Die Casa ist ein hervorragender Ort für jeden, der von Krankheiten geheilt werden oder sich spirituell weiterentwickeln will. Ich empfehle auch Medizinern die sich weiterentwickeln wollen, einen Besuch in der Casa.“

Erica Elliott, Doktor der Medizin

Santa Fe, New Mexico
Geburtsjahr: 1948
Lehramt - Master
Staatlich geprüft in Familienpraxis und Umweltmedizin
Mitautor: "*Prescriptions for a Healthy House: A Comprehensive Guide for Builders, Architects, and Homeowners*"

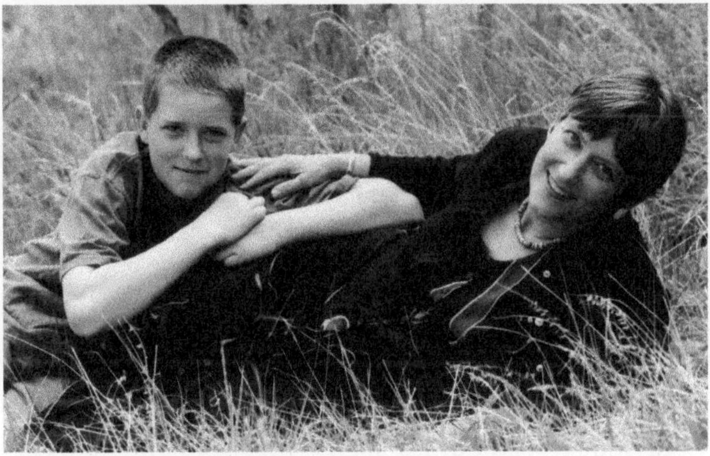

Ein früherer Weltklasseathlet und Sportkletterer und die erste amerikanische Frau, die den Aconcagua, einen fast 7000m hohen Berg in Argentinien, bezwang. Sie führte eine Gruppe von Frauen auf den Mt. McKinley in Alaska und in Ecuador wurde ein Gipfel nach ihr benannt.

Dr. Elliott ist eine geschäftige Ärztin mit einer eigenen Praxis in Santa Fe, New Mexico. Sie hat einen 12-jährigen Sohn und ist allein erziehende Mutter. Sie ist außerdem noch Präsident ihrer Wohngemeinde. Dr. Elliott ist sehr bekannt für ihre Arbeit in Umweltmedizin Sie ist Mitautor eines Buches, welches Menschen helfen soll eine weniger toxische Wohnumgebung zu schaffen und hat große Öffentlichkeitsarbeit über die

Auswirkungen von Chemikalien auf die menschliche Gesundheit geleistet. Sie litt an einer Überempfindlichkeit auf Chemikalien, nachdem sie zehn Jahre lang in einem „vergifteten“ Gebäude gearbeitet hatte. Für Dr. Elliott ist das Benutzen von veränderten Bewusstseinszuständen beim Heilen nicht neu. Als junge Lehrerin, noch bevor sie ihren Doktor machte, lebte sie für zwei Jahre bei den Navajo Indianern im Canyon de Chelly in Arizona und nahm aktiv an deren Peyote Zeremonien teil, die als Tor benutzt wurden um mit den Geistwesen kommunizieren zu können. Dr. Elliott war gut ausgebildet in herkömmlicher Medizin. In ihrem Beruf wurden paranormale Erfahrungen mit Skepsis betrachtet und häufig verspottet. Um in diesem Paradigma bestehen zu können, fühlte Dr. Elliott, dass sie einen Teil ihrer Seele in eine kleine Kiste packen müsse, die dann für die Jahre ihrer Ausbildung im Regal stehen blieb. Aber durch ihre eigene Krankheit und durch ihren neugierigen Verstand begann sie sich von der Menge abzusondern und sich Formen der Heilung zuzuwenden, die mehr in ihr Glaubensystem und ihr inneres Wissen passten und welche auch heilende Energien beinhalteten. Obwohl ihr bewusst war, dass sie die Fähigkeit hatte Energien zu erhalten und weiterzuleiten, verfügte sie jedoch über keine direkte Erfahrung mit Geistwesen.

Die Entität sagte nur: „Nein, jetzt bist du erstmal an der Reihe geheilt zu werden.“

Dr. Elliott wurde im Frühjahr 2001 von einer Freundin nach Brasilien eingeladen um João de Deus zu besuchen. Sie lehnte die Einladung ab ohne eigentlich zu wissen, wer João de Deus ist. Kurz bevor ihre Freundin nach Brasilien abflog, hatte Dr. Elliott einen Traum, in dem sie sich selbst sah wie sie einen ganzen Stapel Fotos mit zu João de Deus nahm, damit er ihr bei Patienten helfen könne, die an chronischen, lebensbedrohlichen Krankheiten litten. Am nächsten Tag rief sie ihre Freundin an und teilte ihr mit: „Ich komme mit nach Brasilien.“ Sie sagte später: „Durch diesen Traum fühlte es sich für mich wie eine Mission an.“ Der Wunsch anderen zu helfen, diente ihrem Verstand als Rechtfertigung um nach Brasilien zu fliegen und den Heiler zu sehen. Erst später erkannte sie, dass der Trip auch für ihre eigene Heilung notwendig gewesen war.

Als sie im März 2001 endlich auf die Entität João traf und ihr die 53 Fotos von Patienten übergab, sagte die Entität nur: „Nein, jetzt bist du erstmal an der Reihe geheilt zu werden. Um die anderen kümmern wir uns später.“ Am selben Nachmittag begann sie die Kräuter zu nehmen, die ihr die Entität verschrieben hatte und entschied sich, sich in der ersten Woche auf sich selbst zu konzentrieren und erst in der zweiten Woche ihres Aufenthaltes auf ihre Patienten.

Als sie in den Operationsraum ging, wie es ihr von der Entität verschrieben wurde, legte sie ihre rechte Hand auf ihr Herz, hörte mit geschlossenen Augen den Gebeten zu und wartete darauf, dass die unsichtbaren Operationen begannen.

> „Erst schien es als würde gar nichts passieren. Dann fühlte ich eine Energieströmung durch meinen rechten Arm in mein Herz fließen. Die Gegend um mein Herz herum fühlte sich plötzlich ganz warm, fast heiß, an. Die Energie wanderte dann in meine linke Schulter, meinen Arm hinab und verließ den Körper durch die Finger und meine Handfläche. Als ich schon dachte, dass alles vorbei ist, spürte ich eine weitere starke Energieströmung, die denselben Weg nahm. Es war eine starke und nicht zu verwechselnde Erfahrung. Nach zehn Minuten war die Sitzung beendet.

Uns wurde gesagt, dass wir in unsere Hotels zurückgehen sollten um uns mit geschlossenen Augen auszuruhen. Da ich eine sehr aktive Person bin, dachte ich, dass es mir niemals möglich sein würde den ganzen Tag im Bett zu bleiben, geschweige dabei noch die Augen geschlossen halten. Und doch, merkte ich wie ich ganz langsam zum Hotel zurückging. Ich war so müde als ob ich eine richtige Operation hinter mir gehabt hätte. Im Hotel legte ich mich auf mein Bett und sowie ich meine Augen schloss spürte ich ein höchst angenehmes Gefühl, eine stromähnliche Energie, die durch meinen Kopf floss und durch meinen ganzen Körper wirbelte. Nach etwa zwei Stunden kam meine Freundin um nach mir zu sehen. Sie sagte mir, dass ich mich verändert hätte und dass man die Veränderung besonders in meinen Augen sehen könnte.

Ich spürte ein tiefes Gefühl des Friedens. Aber ich war auch ohne ersichtlichen Grund völlig erschöpft. Die Erschöpfung verwunderte mich ein wenig. Mir wurde gesagt, dass, wenn die Wesenheiten ihre Heilungsarbeit tun und die Energie sich bewegt, sich Menschen sehr müde fühlen
können."

In den folgenden Tagen meditierte und betete Dr. Elliott in den Meditationsräumen und hatte drei Kristallbettbehandlungen. Sie spürte ein tiefes Gefühl des Friedens.

Während der zwei Wochen ihres Besuches in der Casa de Dom Inácio wurde sie dreimal eingeladen, während einer Operation neben der Entität João zu stehen und dem Publikum zu berichten, was sie sah und Videoaufnahmen von den chirurgischen Eingriffen zu machen. Als die Entität mit einem Küchenmesser auf dem Augapfel eines Patienten herumschabte, half ihm Dr. Elliott die Augenlider des Patienten offen zu halten. Aus der Nähe, konnte sie sehen und spüren, dass der Patient keine Anzeichen eines Unbehagens zeigte oder dass er auf irgendeine Art und Weise im herkömmlichen Sinne anästhesiert worden war. Sie untersuchte auch einen Patienten, bei dem sie beobachtete wie die Entität seinen Unterleib aufschnitt um einen Leistenbruch zu reparieren. Sie berichtete, dass es nach der Operation kein Anzeichen eines Leistenbruches mehr gab.

Als ich Dr. Elliott fragte, was bei der Prozedur passiert bei der die Entität eine Kelly-Klemme in die Nase eines Patienten schiebt und das Instrument mehrere Male um seine eigene Achse dreht, antwortete sie: „Es sieht so aus als ob sie durch die Nase bis zu einem Punkt im Gehirn reicht, an dem sich die Hirnanhangdrüse befindet. Unter „normalen Umständen“ wäre dies ohne Anästhesie extrem schmerzhaft, denn es befinden sich sehr viele Nerven in diesem sensitiven Bereich der Nasenhöhle und es besteht die Gefahr eine Verletzung des Gehirns, eine Blutung oder eine Infektion zu verursachen, aber nichts von all dem passiert.“

In der zweiten Woche in Abadiania brachte Dr. Elliott die Fotos ihrer Patienten und ihren Sohn Barrett zur Entität João. Barrett litt unter Allergien und einer wiederkehrenden Hefeinfektion. Die Entität akzeptierte die Fotos und begann seine Arbeit an all diesen Menschen durch Gebete.

Erica sagte, dass sie zehn Wochen nach dem Besuch in der Casa immer noch Zugang zu einer tiefgreifenden Friedlichkeit in sich selbst hat, wann immer sie es will. Sie sagte mir:

> „Ich kann dieses Gefühl jetzt länger aufrechterhalten als jemals zuvor. Ich kann Frust und Wut viel schneller loslassen. Barrett sagt mir, dass ich viel netter bin. Ich reagiere auch weniger empfindlich auf Chemikalien und Allergien. Ich kann jetzt mein Auto voll tanken ohne die schlimmen Reaktionen, die

ich sonst immer hatte. Ich nehme meine Intuition viel ernster. Ich bin richtig neugierig darauf wie oft ich eine richtige Diagnose bei schwierigen Fällen stellen kann, bevor ich die Patienten nach deren gesamten Daten frage. Ich folge immer noch der notwendigen Prozedur um einen Patienten einzuschätzen, aber immer häufiger kann ich eine intuitive Diagnose stellen, noch bevor ich Beweise finde mit denen ich meine Schlussfolgerungen bestätigen kann. Ich habe meine tägliche Meditationsroutine erneuert. Seit ich wieder in Brasilien bin, finde ich, dass ich leichter mit Energien umgehen kann, mit meiner eigenen und mit denen um mich herum. Mir ist bewusst geworden, dass wir alle unsere eigene Art und Weise haben übersinnliche Wahrnehmungen zu empfangen. Mehrere Klienten haben mich gebeten Energiearbeit an ihnen vorzunehmen. Sie sagten mir, dass sie wissen, dass ich ihnen auf diese Weise helfen kann."

Um spirituelle Heilung und ihre eigenen Fähigkeiten in Bezug darauf besser kennen zu lernen, entschied sich Dr. Elliott die Energiearbeit zusammen mit einem ihrer Patienten genauer zu untersuchen. Der Patient hatte sie kurz nach ihrer Rückkehr aus Brasilien darauf angesprochen. Ich werde den Patienten Mary nennen. Mary ist eine behinderte Physikerin, die sehr sensitiv auf Chemikalien reagiert, selbst auf kleinste Mengen von Pestiziden, die an den Schuhen von Freunden hängen, die ihr Haus betreten. Das Resultat war, dass sie hauptsächlich in ihrem Auto lebte. Auf öffentlichen Plätzen musste sie ein Atemgerät benutzen, was nur dazu beitrug, dass sie sich noch mehr entfremdet fühlte. Sie litt unter Isolation und war wütend über ihre Situation. Bei ihrer Energiearbeitssitzung liegt Mary auf dem Massagetisch, der in Dr. Elliotts Büro aufgestellt ist. Das Büro wurde sehr gezielt mit nicht toxischen Materialien möbliert für Menschen, die sehr empfindlich auf Chemikalien reagieren. Dr. Elliott sitzt auf einem Stuhl neben Mary. Als erstes spricht Dr. Elliott ein Gebet und bittet die Geistwesen der Heilung Mary zu helfen und zwar in der Art und Weise wie es am besten für Mary sei. (Das ist sehr ungewöhnlich für Dr. Elliott, da sie normalerweise nicht für ihre Patienten betet.) Als nächstes praktiziert Dr. Elliott eine Art des Handauflegens mit der Absicht die universale spirituelle Energie anzuzapfen um sie zu unterstützen. Die Sitzungen dauern eine Stunde und länger. Nach acht Sitzungen scheint es Mary besser zu gehen und sie fragt nach einer Weiterführung der Behandlungen.

Verschiedene von Dr. Elliotts Patienten, deren Bilder der Entität João vorgelegt wurden, zeigten bemerkenswerte Fortschritte in ihrer Heilung:

> „Eine meine Patientinnen konnte vom Beatmungsgerät auf der Intensivstation an dem Tag getrennt werden, an dem ich ihr Bild der Entität gezeigt habe. Eine andere Patientin mit einer langen Geschichte selbstmörderischer Depressionen fühlte zum ersten Mal seit Jahren wieder Freude und muss nun keine ihrer Medikamente mehr nehmen, weil sie sich so gut fühlt. Eine dritte Patientin wurde deutlich weniger empfindlich gegenüber Chemikalien und ihr Energielevel stieg sprunghaft an. Mehrere Patienten zeigten keinerlei Veränderung, aber die meisten erzählten mir von einem Gefühl des Friedens zusammen mit einer leichten Veränderung ihrer Energie was sie alle als positiv empfanden. Die Energie meines Sohnes Barrett ist jetzt auf einem Level, der normal ist für einen Jungen seines Alters, sein Hefeproblem ist verschwunden und seine Allergiesymptome sind deutlich besser geworden.“

Heilung hat etwas damit zu tun wieder ganzheitlich in dir zu ruhen, eins mit dir selbst zu sein, egal in welcher Lebenssituation. Eine Genesung erfolgt, wenn der Körper eine vollständige Remission der physischen Symptome erfährt.

Ich fragte Dr. Elliott, was sie den Leuten erzählt, die sie um ihre Meinung fragen, wenn es darum geht wegen Heilungsarbeiten in die Casa nach Brasilien zu reisen.

> „Ich denke, dass etwa 10 % von den Menschen, die in die Casa kommen, eine sofortige und lang anhaltende Heilung ihrer physischen Probleme bekommen. Ich weise meine Patienten daraufhin, keine dramatischen Heilungen zu erwarten. Es ist einfach nicht fair, jemanden in die Erwartung zu versetzen, dass er/sie sofort geheilt wird. Obwohl es immer wieder spektakuläre Erfolge gibt, welche großes Erstaunen hervorrufen, wenn man sie sieht oder darüber hört, wie zum Beispiel Menschen, die nach Jahren im Rollstuhl wieder laufen können, aber diese Art von Erfahrungen sind nicht die Regel. Auf der anderen Seite erfahren die meisten Menschen, die zu João kommen, irgendeine Form der Heilung, wenn nicht sogar eine Genesung.
>
> Ich mache bewusst einen Unterschied zwischen Heilung und Genesung. Heilung hat etwas damit zu

tun wieder ganzheitlich in dir selbst zu ruhen, eins mit dir selbst zu sein, egal in welcher Lebenssituation. Eine Genesung erfolgt, wenn der Körper eine vollständige Remission der physischen Symptome erfährt. Wenn du daran interessiert bist geheilt zu werden, ist die Casa eine wunderbarer Ort, an dem die Besucher eine Erfahrung des tiefen Friedens und der Akzeptanz ihres Lebens erfahren. Ein Teil dieser Heilung hat auch damit etwas zu tun, sich mit den verschiedenen Pfaden der Kräfte spiritueller Stärken, die um uns herum existieren, zu verbinden.

Mediziner, die ein Interesse daran haben die Casa zu besuchen, werden aller Wahrscheinlichkeit einen Umschwung ihrer Akzeptanz von Möglichkeiten erleben, wenn dies nicht bereits schon geschehen ist. Die eigene Praxis zu verlassen und für ein oder zwei Wochen eine Stätte der Heilung aufzusuchen, welche von einem unbewusstem Medium geführt wird, ist doch sehr ungewöhnlich in der Welt der Mediziner. Du weißt, dass du mit einem Phänomen konfrontiert wirst, das dein rationaler Verstand nicht erfassen kann, und du musst damit umgehen können wie sich diese Erfahrung in dein Leben und in die Ausübung deines medizinischen Berufes einfügt. Ich möchte jeden Arzt, der bereit ist neue Perspektiven zu erkunden, ermutigen die Casa
de Dom Inácio zu besuchen

Es ist für mich offensichtlich, dass einige Menschen einen deutlichen Zugang zum spirituellen Reich haben und dass sie sehr erfolgreich eine Heilung beeinflussen können, wenn sie in Verbindung mit dieser spirituellen Welt stehen. Es liegt eine enorme Kraft in dieser Zusammenarbeit. Wie Mediziner mit dieser Kraft umzugehen lernen, um sie in ihrer Arbeit zu nutzen und auch in Bezug auf ihr eigenes persönliches Wachstum, ist ein richtiges Abenteuer. Ich schaue gespannt auf den Tag, an dem wir unsere besten medizinischen Systeme mit der spirituellen Arbeit verbinden.“

Die Casa spielt eine große Rolle in einer Neudefinierung von Gesundheit und es hilft uns die Struktur unseres Gesundheitswesens neu zu gestalten.

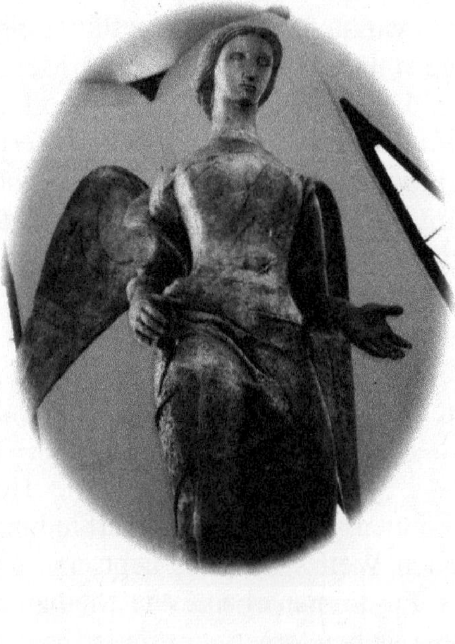

Frank Salvatore, Doktor der Medizin

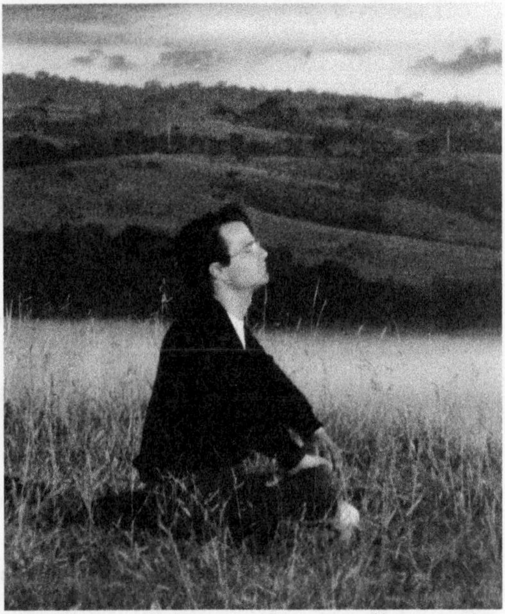

Skylands Urologie Gruppe, Arzthelfer.
Sparta, New Jersey
Geburtsjahr: 1961
Staatlich geprüfter Doktor der Medizin, Spezialisierung in Urologie
Abschluss an der *Georgetown Medical School*

Dr. Salvatore kam für drei Tage im April 2001 in die Casa de Dom Inácio und dann noch einmal für drei Tage im August desselben Jahres. Er wollte seine Untersuchungen über alternative Formen der Heilung durch das Beobachten von brasilianischen spirituellen Heilern fortsetzen. Aufgrund seiner medizinischen Ausbildung legte er besonderen Wert auf die Konfrontation von physischen Problemen mit medizinischer und pharmazeutischer Technologie und hat dabei die emotionalen und spirituellen Aspekte der Krankheiten völlig außer Acht gelassen. Das Aufwachsen in einer katholischen Familie und seine jetzige Beschäftigung mit Hatha Yoga zeigen, dass Dr. Salvatore offen ist für neue Wege, die zeigen wie spirituelles Wissen die Gesundheit beeinflussen kann.

Genau wie Dr. Herbert Benson, der Professor der *Harvard Medical School,* der *Timeless Healing: The Power* und *Biology of Believe* geschrieben hat, beschreibt auch Dr. Salvatore, dass der Glaube das essentiellste Element für einen Patienten ist um eine Krankheit zu überwinden. Er sagt:

> „Zuzusehen wie ein Brasilianer sich einer Operation durch die Entität João hingibt ist ein bemerkenswertes Beispiel für die Kraft, die im Glauben liegt. Der Erfolg den João hat ist ein Produkt der Reinheit des Herzens mit der der Patient zu ihm kommt. Sie glauben von ganzem Herzen, dass er die Kraft Gottes kanalisiert, dass die Entität die Anästhesie verabreicht und die Wesenheiten in der Casa gern bei der Heilung helfen. Vertrauen oder positiver Glaube an eine Prozedur ist der stärkste Indikator des Erfolges einer Prozedur. Ich glaube, wenn jemand zu einem nach westlichem Standard ausgebildeten Chirurgen oder zu einem Spiritisten, wie João, geht und nicht glaubt, dass er geheilt werden kann, wird es fast unmöglich sein irgendeinen Heilungsprozess einzuleiten. Es ist nicht die Prozedur an sich, welche die Heilung bringt, sondern der Glaube daran, dass die Prozedur die Heilung beeinflusst."

Dr. Salvatore und ich hatten die Möglichkeit uns bei den Mahlzeiten in der Herberge und bei Telefonaten in den USA zu unterhalten. Im Moment ist er in der Mitte einer Restrukturierung der Funktionen seiner medizinischen Praxis und ist sehr offen für die verschiedensten Ansichten. Mit dieser klaren und offenen Einstellung waren ihm unsere Telefonate sehr willkommen, denn er wollte ein kulturübergreifendes Programm in seine Praxis einbauen. Ich fragte ihn nach seinen Ideen darüber, wie man die Dynamik des Heilens und die Kontrolle der Symptome besser in die medizinische Ausbildung einbauen könnten um Medizinern zu helfen diese Dinge auch zu verstehen.

„Wir brauchen ein größeres Verständnis der Kraft des Glaubens in Bezug auf die Heilung. Es ist Neuland für uns. Es gibt Mediziner, die den Weg zeigen, wie Deepak Chopra und Andrew Weil, aber wir müssen den Bezug vergrößern den unsere Studenten zu diesen Menschen haben. Manchmal ist auch unser indoktrinierter Glaube im Weg: Wir sind in dem Glauben verwurzelt, dass es Patienten ohne Operationen oder Medikamente nicht besser gehen kann; aber manchmal können sich Patienten, auch ohne einen medizinischen Eingriff konventioneller Medizin, selbst heilen. Dort wo ein Patient sein Vertrauen hinsetzt, besteht eine größere Chance der Heilung. Spontane Remissionen können passieren. Spirituelle Heilung allein kann heilen. Gebete können die Heilung beschleunigen.

Wir brauchen ein größeres Verständnis der Kraft des Glaubens in Bezug auf die Heilung.

Als Ärzte können wir unsere Fähigkeiten stärken, Zeugen unseres Glaubens zu werden und wir können jene verändern, welche uns selbst und unsere Patienten entkräften. Ich spreche nicht vom positiven Denken und Bestätigung, denn dies kann sehr oberflächlich sein. Das sind Arten von Ein-Punkt-Meditationen, bei denen eine Person sich auf nur einen Gedanken konzentriert und dieser Gedanke durchdringt jeden Teil dieser Person. Wenn sich eine Person zum Beispiel auf den Gedanken „Ich bin gesund“ konzentriert, will diese Person ihr ganzes System mobilisieren, auf einer energetischen, chemischen und molekularen Ebene, um Gesundheit zu erschaffen. Dies ist sehr kraftvoll und sehr wichtig in der Heilung. Ärzte sollten lernen, ihren Verstand besser zu kontrollieren und diese Fähigkeiten dann an ihre Patienten weitergeben.

Die Energiedynamik spielt auch eine wichtige Rolle in der Heilung. In den Meditationsräumen der Casa, in denen 50 bis 100 Menschen meditieren und beten, wird die kombinierte Energie wie ein Vector fokussiert, dies wiederum erlaubt der Entität seine Heilungsarbeit individuell an den Menschen durchzuführen. Die Kombination von positivem Vertrauen und positiver Energie macht die Heilung in der Casa erst möglich. Außerdem erschaffen diese Faktoren eine Umgebung, welche für jeden heilend ist.

Die Patienten, die Heiler, die freiwilligen Helfer und die Kinder, die bei ihren meditierenden Eltern sitzen, alle ziehen einen Nutzen daraus. Die spirituelle Energie, welche durch die Menge generiert wird, kommt jedem Einzelnen zu Gute.

Einige Zweifler schreiben den Erfolg der Casa gern dem Placebo-Effekt zu, in anderen Worten, der Glaube an die Heilung, erschafft die Heilung. Meine Erfahrung ist, dass die Arbeit, die in den Spiritistenzentren in Brasilien durchgeführt wird, den Placebo-Effekt übersteigt. Es gibt eine Energie, die durch die Menschen generiert wird, Menschen, die mit Gott verbunden sind, und diese Energie ist sehr real und sehr effektiv in der Heilung.

Es ist ein großer Schritt für uns die Rolle des Glaubens, oder irgendeinen anderen spirituellen Einfluss, in der Heilung ernsthaft als etwas signifikant Positives anzuerkennen. Vor noch nicht allzu langer Zeit wurde das Sprechen mit Gott oder das Sehen eines Engels im *Diagnostic and Statistical Manual of Mental Diseases* als ein Symptom einer Psychose angesehen. Wir bevorzugen all das, was nicht zu sehen ist, als nicht real zu betrachten. Diese Perspektive ersetzt Gott, der unsichtbar ist, durch Psychologen und Ärzte. Sich umzudrehen und zu sagen, dass die enge Verbindung zu spirituellen Welten und zu Gott eins der mächtigsten Mittel ist um eine Heilung zu erreichen, ist eine radikale Loslösung von unserem jetzigen Standpunkt."

In seinem blauen Hemd und seinen Khakis schon für New York eingekleidet, entspannt sich Dr. Salvatore auf dem Rücksitz eines Kleinbusses, als wir auf dem Highway von Abadiania nach Brasilia fahren. Wir baten den Fahrer kurz anzuhalten, um ein paar Kokosnüsse von Händlern am Straßenrand zu kaufen. In die Früchte wird oben ein Loch gebohrt, in das dann ein Strohhalm gesteckt wird, damit man die Milch trinken kann.

Dies war eine weitere neue Erfahrung für Dr. Salvatore. Zum ersten Mal in seinem Leben hat er sich Zeit genehmigt um für ein paar Stunden zu einem Park mit Wasserrutschen zu gehen, einfach nur aus Spaß. „Ich hatte bisher nie die Zeit für solche Dinge", sagte er. Bei einem 18 Stunden Arbeitstag, sechsmal die Woche ist das auch nicht schwer zu glauben. Wie intensiv seine Hingabe an seine Praxis auch sein mag, Dr. Salvatore ist trotzdem ein Mann, der bereit ist neue Dinge zu entdecken. Ihm ist bewusst, dass niemand die perfekte magische Pille hat. Er sagt:

> „Ich war beeindruckt von der Bereitschaft der Spiritistenzentren synergetisch zu arbeiten. Ich hörte, dass die Entität physische Therapien verschrieb oder

auch Chemotherapie, Bestrahlung oder sogar Psychotherapie in Verbindung mit Gebeten und dem Vertrauen in Gott. Die Spiritisten glauben nicht, dass es nur einen Weg gibt gegen eine Krankheit anzugehen. Es gibt einen tiefen Respekt vor der Kraft und der Notwendigkeit ein Problem von verschiedenen Richtungen aus anzugehen. Heilung beinhaltet einen Prozess des Arbeitens mit dem Verstand, dem Körper und der Seele. Jeder Einzelne ist einzigartig. Deshalb muss auch der Heilungsprozess für jede Person individuell angepasst werden. Manchmal schlägt die Entität vor: „Nimm die Kräuter und dann entscheide mit deinem Arzt, ob du dich einer Chemotherapie oder Bestrahlung unterziehen willst." Das heißt, dass die Entität den Einzelnen wirklich ermutigt sich nach dem zu richten, was intuitiv für sie oder ihn richtig erscheint, dazu gehört auch einem praktischen Arzt zuzuhören.

Wenn die fortschrittlicheren Länder wie die USA führend in ihren Gesundheitssystemen sein wollen, müssen wir enger mit spiritueller Heilung vertraut werden. Spiritistische Heiler haben nachgewiesene Erfolge bei der Behandlung von Krankheiten wie Krebs und AIDS, bei denen wir noch nicht wissen wie man sie effektiv behandeln kann. Die Spiritisten können uns auch helfen mehr über einen integrierten Zugang zu Heilungen zu bekommen, dies bezieht auch die Arbeit mit Energien und wohlwollenden Geistwesen ein.

Es ist ja auch ein Teil unserer Verpflichtung als Mediziner, dass wir jährlich an Fortbildungen teilnehmen und periodisch unsere Arbeit der Einsicht unserer Kollegen offen legen. In dieser Tradition können wir auch über nationale und kulturelle

Grenzen hinausgehen und die Macht der Heilpraktiken in Brasilien untersuchen und anerkennen. Es könnte uns helfen die universelle Natur der Heilung zu verstehen, welche sich nicht nur auf die Heilpraktiken in Brasilien beschränkt, sondern in jeder Kultur vorhanden ist. Indem wir uns diesem Weg öffnen, sind wir in einer besseren Position um unsere Kurse in den Medizinschulen zu erneuern.

Zum Schluss fragte ich Dr. Salvatore, ob es noch irgendetwas Wichtiges bezüglich seiner Reise zur Casa gebe, was er gern teilen möchte:

> „Wenn ich zurückdenke an meine Erfahrungen in der Casa de Dom Inácio, kommen bestimmte Gefühle wieder auf. Zuerst einmal war es die Anwesenheit von so vielen Menschen, von Hunderten, die sich in dem Glauben an Heilung versammelt haben, Demut erzeugend. Zweitens fühlte ich eine Vertiefung meines Vertrauens in eine höhere Macht. Ich bin mir sicher, dass eine spirituelle Kraft an allem was wir tun, beteiligt ist. Ich fühle auch, dass es wichtig ist, alles zu tun um uns dieser höheren Kraft zu öffnen. Sie wird uns persönlich und beruflich unterstützen. Mal ehrlich, wie können wir Mediziner mit dieser Größe menschlichen Leidens umgehen? Wir müssen zulassen, dass wir selbst von spirituellen Energien belebt werden."

Würden sie anderen empfehlen die Casa de Dom Inácio zu besuchen?

> „Wenn du ein Arzt bist und glaubst, dass deine Arbeit aus mehr als nur Medikamenten und

physischen Eingriffen besteht, dann wird die Erfahrung in der Casa de Dom Inácio sehr hilfreich sein. Wenn du ein Patient bist und glaubst, dass dir die Casa etwas bieten kann, dann geh hin und folge deiner Inspiration, welche aus einem inneren Wissen heraus zu dir kommt.“

Die Spiritisten können uns auch helfen mehr über einen integrierten Zugang zu Heilungen zu bekommen, was auch die Arbeit mit Energien und die Arbeit mit wohlwollenden Geistwesen einbezieht.

Nikki Schwartz, D.C.

Santa Fe, New Mexico
Geburtsjahr: 1953
Abschluss am Palmer West
College für Chiropraktik

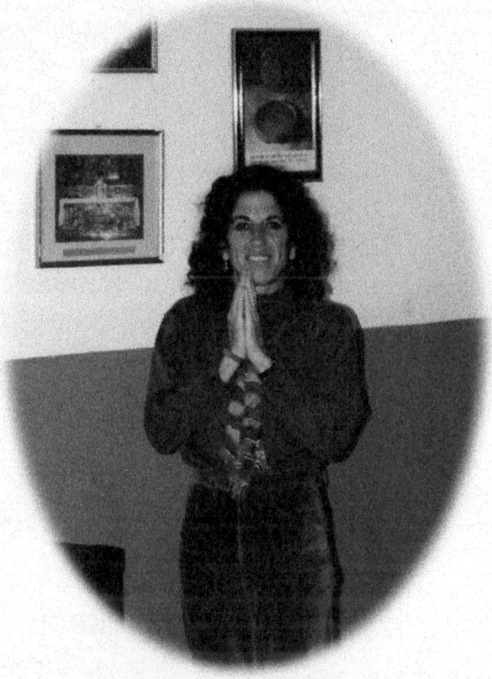

Im November 2000 kam Dr. Schwartz mit hohen Erwartungen für zwei Wochen zur Casa de Dom Inácio. Sie wollte die Wunder sehen über die sie gelesen hatte und ihr Verständnis über die spirituellen Wurzeln der Heilung vertiefen. An jedem Tag während ihres Besuches kamen 600 bis 2000 Menschen in Bussen am frühen Morgen an und warteten darauf João de Deus zu sehen. Sie erzählte mir ihre Geschichte:

„Als ich die Entität traf, verschrieb sie mir Kräuter und empfahl fünf Kristallbettsitzungen und eine unsichtbare Operation. Ich tat dies alles in meiner ersten Woche und war eigentlich ein wenig enttäuscht. Es passiert nichts Dramatisches. Ich hatte keine Ahnung, dass es nur eine Vorbereitung auf die folgende Woche war.

Am Mittwoch forderte mich die Entität auf ihn in den Operationsraum zu begleiten. Dort ging er zu einer Frau, die auf einer Bank saß. Er stellte sich hinter sie, stützte ihren Kopf auf seinen Bauch und fing an mit einem Küchenmesser auf ihrem Augapfel herumzuschaben und wischte das Messer dann an ihrer Bluse ab. Ich war nur Zentimeter entfernt. Als er die Operation vornahm, schaute er mich an und nicht auf die Augen der Frau und gab mir damit klar zu verstehen, dass eine andere Macht seine Hände für die Operation benutzte. Es erschien alles so natürlich und leicht. Ich fühlte, dass ich es hätte auch tun können, wenn er mich danach gefragt hätte. Der Patient hatte eine spirituelle Anästhesie bekommen und spürte keinen Schmerz. Danach sagte die Entität: „Ihr wird es gut gehen."

Ich spürte, dass ich von spiritueller Energie umgeben war, als ob ich in die Mitte eines besonderen Treffens gebracht und dort anerkannt wurde.

Als nächstes ging die Entität in den zweiten Meditationsraum und schaute sich die Menschen an, die dort meditierten, dann ging er auf einen Mann zu und fragte ihn: „Du hast Unterleibsschmerzen. Soll ich dich davon befreien?". Der Mann wusste gar nicht wie ihm geschah und sagte: „Ja, ich habe seit Jahren ständige Schmerzen im Unterleib." Und man konnte sehen, dass er am liebsten noch gefragt hätte: „Woher weißt du das?". Die Entität sieht die Essenz jeder einzelnen Person, wie mit Röntgenstrahlen kann sie jedes Detail der Gesundheit eines jeden Systems oder Organs im Körper erkennen."

Die Entität bat den Mann hervorzutreten und seinen Rücken gegen einen der Helfer zu lehnen, was der Mann auch tat. Innerhalb von Sekunden tastete die Entität den Unterleib des Mannes ab, stellte fest wo der Leistenbruch war und machte einen gut sieben cm langen lateralen Einschnitt. Während er den einen Einschnitt mit dem Messer vornahm, öffnete sich ein zweiter ganz spontan unter dem ersten. Es war kein Blut zu sehen. Die Entität João steckte seine Finger durch die Einschnitte in die Innereien des Mannes und bewegte sie hin und her und fragte mich, ob ich es kontrollieren wolle, indem er sagte: „Es sind schon innere Nähte vorhanden."

Ich führte meine Finger in die Wundöffnungen und konnte keinen Nachweis eines Leistenbruches feststellen. Kurz danach vernähte die Entität die Wundöffnungen am Unterleib des Mannes und er wurde in den Erholungsraum gebracht um sich auszuruhen.

Tage danach erzählte der Mann, dass der zweite Einschnitt innerhalb einer Stunde nach der Operation verschwand und er sich sehr müde fühlte. Er hat sich dann ausgeruht. Nach vier Tagen fühlte er sich gut, hatte nur eine kleine Narbe und keine Unterleibsschmerzen mehr."

Dr. Schwartz sprach mit mir am Telefon. Sie wählte ihre Worte sehr vorsichtig um ihre Geschichte zu erzählen, aber gleichzeitig fühlte ich wie unsere Herzen in einer universellen Sprache, die jenseits aller Worte ist, miteinander kommunizierten. Es war eine Leichtigkeit und ein sofortiges Verstehen vorhanden. Dr. Schwartz verteidigte weder ihre professionelle Rolle noch beschütze sie diese. Ich fühlte, dass sie mir offen und ehrlich über einen Teil ihrer Lebensgeschichte erzählte, welcher einen tiefen Eindruck bei ihr hinterlassen hat. Sie erzählte weiter:

> „Die nächste Überraschung für mich war eine Initiation. Die Entität sagte mir ich solle mich vor ihr hinsetzen, neben meine Freundin Eileen Karn, eine Akupunkteurin. Catarina Pellegrino-Estrich war da um zu übersetzen. Es wurde uns klar gemacht, dass dies eine Zeremonie sei um die Heilungsenergien von Eileen und mir auszudehnen. Die Entität nahm sich Nadel und Faden von einem chirurgischen Tablett und ich hatte sofort eine Vorahnung und dachte: „Er wird uns zusammennähen“. Das war auch genau das, was passierte! Catarina sprach ein Gebet, welches mir half meine Angst zu überwinden: „Wo Gott ist, gibt es keinen Schmerz. Geh zu einem höheren Ort und sitz in der Flamme des Herzens von Jesus.“ Dann schob die Entität die Nadel durch das Gewebe meines Daumens. Ich konnte sämtliche Schichten des Gewebes identifizieren, spürte aber keinen Schmerz nur den Druck. Ich hatte meine Augen geschlossen, aber ich wusste, dass er dieselbe Nadel und denselben Faden durch das Gewebe von Eileens Daumen stechen würde.
>
> Plötzlich spürte ich einen enormen Anstieg an Energie, als wäre ich ein Atomkraftwerk. Die horizontalen Bänder jedes einzelnen meiner Chakren (Energiezentren im Körper) begannen zu vibrieren. Emotional fühlte ich Freude und Glücklichkeit. Nach einer kurzen Zeit bestätigte die Entität in einem Gebet: „Ihr werdet mit dieser Energie den Rest eures Lebens arbeiten. Ihr werdet in Freude den Rest eures Lebens

arbeiten.“ Ich spürte, dass ich von spiritueller Energie umgeben war, als ob ich in die Mitte einer besonderen Versammlung gebracht und dort anerkannt würde. Liebevoll lächelnd durchschnitt die Entität den Faden und lud uns zur Meditation ein.

Ich hatte eine unglaublich tiefe Meditation. Am wichtigsten ist die Erinnerung an eine Stimme, die mir immer und immer wieder zu sagen schien: „Was willst du wirklich?“ oder „Was brauchst du wirklich?“ Es war ungewöhnlich für mich, nach Dingen zu fragen und offen gesagt fühlte ich mich nicht wohl bei dem Gedanken, Unterstützung zu bekommen. Aber die Nachricht wiederholte sich immer wieder sehr deutlich. Jedes Mal würde ich etwas wie: „Ich möchte, dass meine Beziehung harmonisch verläuft“ sagen und die Stimme würde sagen: „Gut, in Ordnung und was noch?“ So, fing ich an auch nach anderen Dingen zu fragen, wie Gottes Willen für mich hier auf Erden zu erfüllen sei, wie es möglich sei diese ausgedehnte Energie unterhalten zu können, ein Bad neben meinem Haus zu bauen und so weiter.

Nach der Meditation half uns ein freiwilliger Helfer den Faden aus unseren Händen zu ziehen. Er war fast einen Meter lang. Am nächsten Tag waren nur ein paar winzige Druckstellen und ein kleines Loch zu sehen als Erinnerung daran, dass die Initiation wirklich passiert war.

Am Donnerstag wurden Eileen und ich in den Operationsraum eingeladen um die Augen eines saudiarabischen Scheichs zu untersuchen. Bevor der Mann in die Casa kam, hatte er eine Laseroperation gehabt, die aber sein Problem nicht gelöst hatte.

Der Scheich lag auf einem Tisch. Eileen und ich wurden aufgefordert, die Augen des Scheichs vor und nach der Behandlung zu untersuchen. Die Entität nahm eine reine Energiearbeit an seinen Augen vor, indem sie die Hände über die Augen legte, sie aber nicht berührte. Jedes Mal, wenn Energiearbeit vorgenommen wurde, bemerkten wir, dass die Augen immer klarer wurden und weniger Narben aufwiesen. Nachdem die Entität diese Arbeit mehrmals hintereinander getan hatte, wies er unserer Gruppe an, die Hände über den Scheich zu legen und Energie an ihn weiterzuleiten. Ich war am Kopf des Patienten, Eileen zu meiner Linken, ein afroamerikanisches Paar und eine weiße Amerikanerin waren in der Nähe. Die Entität hielt ihre Hände über meinen Kopf und die Energie begann zu fließen. Ich fühlte mich wieder wie ein Atomkraftwerk. Dieses Mal waren die Vibrationen so intensiv, dass ich meine Hände, Arme und meinen Körper bewegen musste als ob ich tanzen würde. Ich war völlig außer Rand und Band als ich mich in dieser Art und Weise bewegte, außerhalb meiner Disziplin und außerhalb meiner professionellen Persönlichkeit.

Die Entität fragte mich dann: „Erzähl mir wie deine Hände benutzt wurden?“

Ich konnte kaum denken, geschweige denn sprechen. Aber irgendwie öffnete ich meinen Mund und sagte: „Meine Hände werden als Instrument der Heilung benutzt. Meine Hände werden wie ein Skalpell benutzt um den Film auf seinen Augen zu entfernen, welcher Hass für seine Feinde ist, und um ihn an Gott weiterzuleiten.“

Sowie ich mit dem Reden aufhörte, spürte ich die Energie wieder und diesmal sogar noch stärker als zuvor. Ich wurde am ganzen Körper durchgeschüttelt und gab mein Bestes um es an Gott weiterzuleiten. Nach ein paar Minuten bewegten sich meine Hände in einer anderen Art und Weise, als ob ich einen feinen Pinsel hätte mit dem ich den Film von seinen Augen entfernte. Die Arbeit wurde viel feiner.

Und endlich, legte die Entität seine Hände auf die Augen und die Stirn des Scheichs. Er hielt ihn richtig fest, aber der Scheich zeigte keine Zeichen von Unbehagen. Dann legte die Entität eine Decke über den Scheich, welche seinen ganzen Körper, einschließlich seines Gesichtes und seiner Augen, bedeckte. Es war ein besonderes Laken, auf dem der sechseckige Davidstern eingestickt war. Nun wurde der Scheich in Ruhe gelassen.

Ich fühlte, dass wir des Mannes Augenproblem beseitigt hatten, aber noch mehr, dass wir ihm geholfen haben die Welt und andere Menschen, welche er sehr hart verurteilte, mit anderen Augen zu sehen. Es ging mehr um seine Seele als um seinen Körper. Die Menschen, die die Instrumente seiner Heilung waren, waren drei weiße nordamerikanische Frauen, eine von ihnen eine Jüdin, ein schwuler Katholik, ein afroamerikanischer Mann und seine Frau und ein unbewusstes Medium. Du kannst dir vorstellen, dass der Scheich diese Leute mit Sicherheit als seine Feinde angesehen hatte und jetzt waren sie seine Heiler! Ich bin mir sicher, dass der Scheich mit einer anderen Einstellung in seinen Machtbereich zurückgekehrt ist, einer neuen Art und Weise Menschen zu betrachten, die seine Vorfahren aus Tradition nicht anerkannten.

Ist diese Art von Operation und dramatischer Handlung notwendig um eine Änderung oder eine

Heilung hervorzurufen? Nein, das glaube ich nicht. Die Heilung kommt im Stillen und ist meistens unsichtbar. Ich glaube, dass das dramatische Schauspiel ein nach außen drängender Ausdruck der Liebe für die Menschen ist. Wir brauchen etwas, woran wir festhalten können. Es ist sehr schwer für uns einer Kraft zu vertrauen, die wir nicht sehen können. Wir brauchen eine Demonstration um der außergewöhnlichen Kräfte der inneren Ebenen Bestand zu geben. Es scheint, als ob wir in Konzepten, im Nichtglauben gefangen sind, getrennt und allein, obwohl man nicht nur für uns sorgt, sondern auch all unsere Wünsche gehört und erfüllt werden.

Am Ende ist die einzige Kraft, die hinter der Casa steht, Gott oder Liebe. Sie ist riesig. Es ist nötig, dass diese Energie auf unseren Level gebracht wird, so dass sich jede Person mit ihr verbinden kann in einer Art und Weise wie es für diese Person am besten ist. Entität João dient diesem Zweck. Er ist wie ein Transformator, ein Gefäß für die göttliche Energie, welches für uns gewöhnliche Menschen bereitsteht. Er macht uns diese Energie zugänglich, wie auch die anderen Wesenheiten, die an der Heilungsarbeit in der Casa beteiligt sind. Während jeder von uns sich spirituell weiterentwickelt, können wir uns mit diesen mächtigen Energien verbinden, als Transformatoren arbeiten und Gottes Energie der Liebe für andere Menschen zugänglich machen. Der Sinn dieses Lebens ist sich spirituell weiterzuentwickeln. Physisch gesehen bedeutet das, dass wir immer höhere Schwingungen verkörpern. Aber jede Person muss in einer ihr angemessenen Geschwindigkeit gehen. Wir können es nicht in der Masse tun.

Als ich wieder nach Hause kam, verbrachte ich fast drei Monate damit so still wie möglich zu sein. Ich fühlte mich sehr introvertiert. Ich brauchte viel Ruhe. Jetzt, sechs Monate später, sehe ich wie sich mein Leben verändert hat. Anstelle 25 bis 35 Menschen täglich in meiner Praxis zu empfangen, behandle ich jetzt nur noch fünf am Tag. Ich mache zwei- bis dreistündige Sitzungen und verbinde Chiropraktik mit Massagen und nenne es „Chiro-sage“. Ich verbringe mehr Zeit damit zu meditieren und nachzudenken. Ich denke auch über neue spirituelle Praktiken nach, welche mich noch mehr dabei unterstützen meine Schwingung zu erhöhen. Ich verwandle mein Zuhause in ein Gesundheits-Heilbad-Zentrum und freue mich auf einen ruhigeren Lebensstil.“

Ich bat Dr. Schwartz den Erfolg der Arbeit der Casa auf zwei Ebenen zu betrachten. Erstens hat es Erfolg Einzelne dabei zu unterstützen, ihre Krankheiten bzw. Einschränkungen zu überwinden? Zweitens ist es Erfolg versprechend Medizinern dabei zu helfen, eine Veränderung ihrer Einstellung zu erreichen? Sie antwortete:

„Ich habe wundersame Resultate bei Einzelnen gesehen. Ich habe Menschen gesehen, die von Krebs, Herzkrankheiten und vielen anderen Beschwerden geheilt wurden. Ich glaube, dass die Entität João im Allgemeinen viel erfolgreicher ist als unser Gesundheitssystem.

In Bezug auf die Mediziner habe ich weniger Perspektiven. Die Menschen, die zur Casa kommen, sind bereits ungewöhnliche Menschen, weil sie bereit sind nach Brasilien zu reisen und sich jemandem auszusetzen, der ein unbewusstes Medium ist und

Heilarbeit als Entität vornimmt. Es gibt viele Herausforderungen dieses neue Paradigma zurück in eine Kultur zu bringen, die die Existenz von Geistern nicht akzeptiert.

Die andere Herausforderung liegt darin, dass die Casa sich ohne Bezahlung um jeden Einzelnen kümmert. Spenden werden akzeptiert, aber es wird keine Bezahlung für einen Service angenommen. Unser Gesundheitswesen in Nordamcrika ist Profit orientiert, genau wie der Rest unserer Ökonomie. Wie kann jemand hart arbeiten und keine Bezahlung akzeptieren? Es ist eine Anomalie. Selbst der Gedanke allein daran ruft eine starke Reaktion bei den Menschen hervor als ob ihr Überleben bedroht wäre.

Es wäre sicher interessant wie viele Mediziner, die die Casa besuchen, eine Veränderung in ihrer Praxis oder ihrer medizinischen Institution bewirken können, wenn sie wieder zu Hause sind. Die Arbeit der Casa passt einfach nicht in das konventionelle Paradigma. Es ist schwer dieses neue Paradigma vorzustellen, ohne dass man als irrational abgelehnt wird.

Positiv gesehen wird durch den Besuch in der Casa der Keim gepflanzt. Jene, die die Casa besucht haben, können einen mächtigeren Trommelschlag hören. Wir sehen, dass in jeder Krankheit eine zu lernende Lektion steckt. Krankheiten sind kein Feind, den es auf einer materiellen Ebene zu zerstören gilt. Krankheiten geben uns die Möglichkeit eine Lektion zu lernen. Sie laden uns ein, unser Leben mehr spirituell als mechanisch zu betrachten. Wenn du die Symptome einer Krankheit zerstört hast, heißt das nicht, dass du auch die Lektion gelernt hast. Es bedeutet eher, dass du diese Lektion vermeidest und am Ende wirst du sie doch lernen müssen auf die eine oder andere Art und Weise."

Die meisten von uns sind immer noch mit Materialismus gepanzert und gewohnt Krankheiten zu bekämpfen als ob der Körper das Einzige wäre, worum es im Leben geht. Die Perspektive, dass unser spirituelles Leben wichtiger als unser physisches Leben ist, ist interessant; aber, wie viele Menschen sind wirklich bereit für diese Sichtweise, bereit sie zu leben? Wenn eine kritische Masse von Menschen erreicht ist, die dieses neue Paradigma umarmen, das heißt sich der spirituellen Evolution hingeben, dann können wir strukturelle Veränderungen hervorrufen in der Art und Weise wie wir unsere Gesundheitsfürsorge ausrichten und unser Gesundheitswesen neu definieren.

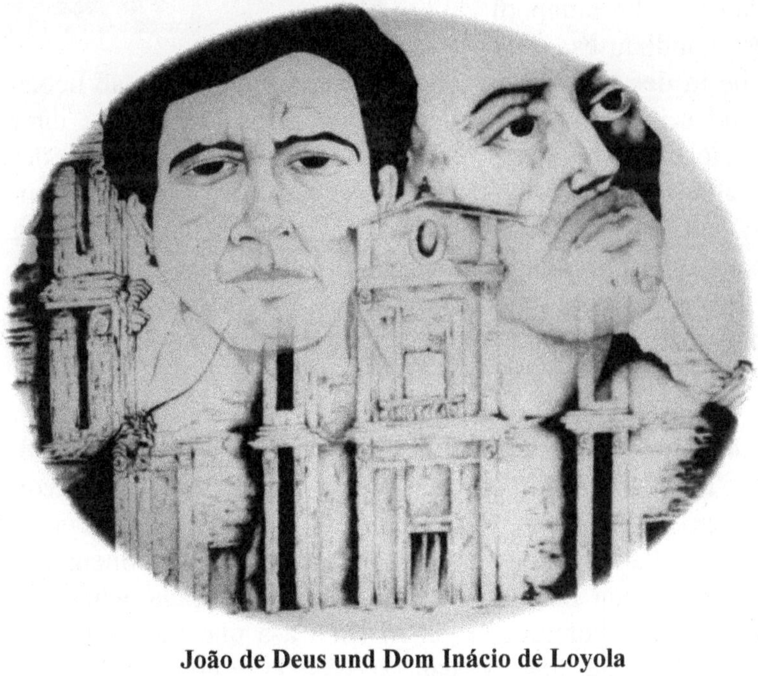

João de Deus und Dom Inácio de Loyola

Richard Sandore, Doktor der Medizin

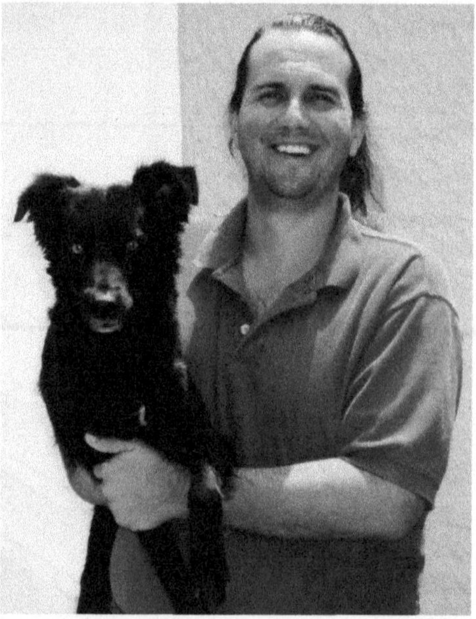

Wadsworth, Illinois
Geburtsjahr: 1961
Staatlich geprüfter Gynäkologe
Doktortitel in Medizin von der *University of Illinois*, 1987
Zurzeit Berater und spiritueller Heiler
www.soaringspirit.com

Sommer 1992, Richard saß am Swimmingpool seines Landhauses, sein Porsche in der Garage geparkt, seine attraktive Frau saß neben ihm und sein Geschäftspartner hatte sich voll und ganz ihrer erfolgreichen privaten Praxis verschrieben. Auf der materialistischen Ebene hatte er es geschafft. Aber trotzdem fühlte er sich zweifelnd. Er konnte sehen, dass weitere dreißig Jahre dieser Art zu leben ihn nicht glücklich machen würden. In der Tat vermutete er, dass er sich fühlen würde als ob das Leben an ihm vorbeigegangen sei, wenn er bei der Routine bleiben würde, die ihm als Mediziner antrainiert wurde.

Es war der 18. September 2001 als ich mit Richard im gefliesten Innenhof unseres Inns in Abadiania zusammensaß. Neun Zimmer auf der zweiten Etage hinter uns waren von Menschen besetzt, die mit Richard als Führer in die Casa de Dom Inácio kamen. Gegenüber von uns war das Apartment von Martin und seiner Familie. Martin, dem die Pousada gehört, ist auch einer der Hauptübersetzer in der Casa und kümmert sich um Menschen, die aus der ganzen Welt kommen um João zu sehen und die besondere Hilfe brauchen. Außerhalb des Innenhofes war die Dritte Welt Brasilien: trocken, arm, einfach, von Pferden gezogene Karren, manchmal auch ein Auto und Erwachsene, die mit dem Rad zur Arbeit fuhren. Zwei verwilderte Straßenköder, ein weißer und ein schwarzer, hatten Richard adoptiert und lagen zu seinen Füssen.

„Es war ein kritischer Moment für mich als ich an diesem Sommertag erkannte, dass ich immer noch nicht wusste, wer ich war, woher ich kam, was ich hier tat und wohin ich ging. Ich musste einen Weg finden, diese Fragen so schnell wie möglich zu beantworten.

Ich habe auch einen völlig neuen Standard entwickelt mit dem ich Heilung beurteile.

Innerhalb von sechs Monaten machte ich eine 180 Grad Wendung in meinem Leben. Ich fing an schamanische Traditionen von unzähligen Heilern zu studieren, besonders von jenen, die mit Südamerika verbunden waren. Im Juni 1998 arbeitete ich für eine gemeinnützige Organisation und brachte medizinische Hilfsmittel in ein Gebiet in den Anden, das gab mir gleichzeitig die Möglichkeit mit Heilern in Peru zu arbeiten. Das war auch das Jahr, in dem ich von João de Deus hörte und eine Woche in der Casa de Dom Inácio verbrachte. Im darauf folgenden Jahr brachte ich siebzehn Leute mit mir auf einen

Besuch. In dieser Woche, meine 17. Tour hierher, werde ich mir ein Zuhause in Abadiania erwerben.

Mein Hauptinteresse hier liegt an der Entwicklung einer guten Beziehung zu den Wesenheiten, die in der Casa de Dom Inácio arbeiten. Ich habe nicht an irgendwelchen eigenen physischen Problemen gearbeitet. Ich habe nur Fragen über meinen Lebensweg gefragt und die Antwort bekam ich als ich „in Meditation“ saß. Ich habe jetzt viel mehr Vertrauen und Selbstsicherheit in meiner Arbeit bekommen. Ich habe auch einen völlig neuen Standard entwickelt mit dem ich Heilung beurteile.

In der Medizinschule und meiner privaten Praxis beurteilte ich den Erfolg als Arzt daran, ob und wie der Verlauf einer Krankheit beeinflusst wird. Wenn eine Person keine Symptome mehr zeigte, dann fühlte ich mich erfolgreich. Wenn ein Patient weiter an Symptomen litt, dann fühlte ich als ob ich versagt hätte. Jetzt fühle ich, dass mein Erfolg als Heiler davon abhängt, ob sich der Patient mehr als Ganzes und mehr im Frieden fühlt. Ich möchte von ihnen hören, dass sie ihre Welt so in Ordnung finden wie sie ist. Ich möchte, dass sie fühlen, dass sie perfekt sind so wie sie sind.

Das kann die Akzeptanz einer Krankheit einschließen und ebenso das Gefühl frei von Symptomen zu sein. Diesen Bewusstseinszustand zu erreichen ist die Art von Gesundheit, die ich meinen Patienten zu erreichen helfe.

Ich fragte Richard: „Was ist in deiner Ausübung als Heiler anders als in deiner Ausübung als Arzt?“
Er lehnte sich entspannt in seinen weißen Plastikstuhl zurück und antwortete:

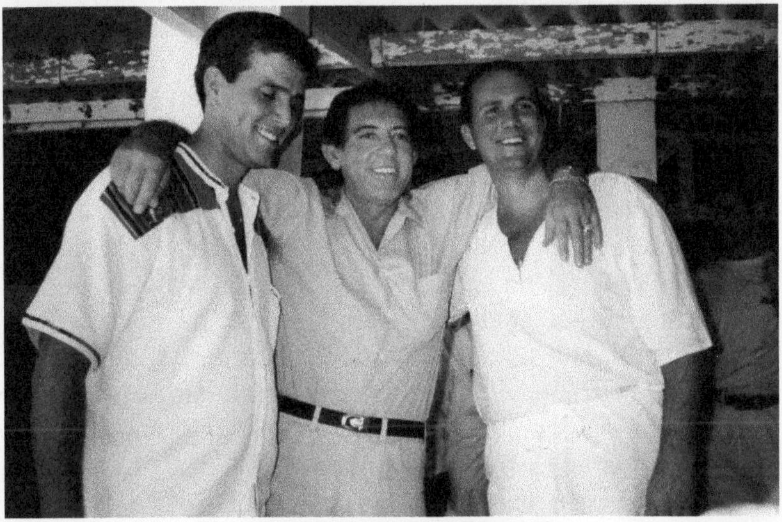

Martin, João und Richard

„Das Benutzen meiner Intuition ist sehr wichtig geworden in meiner Arbeit. Ich habe diese Fähigkeit nicht an der Medizinschule gelernt. Uns wurde nicht gelehrt unsere Intuition zu honorieren weder in der Schule noch auf dem Campus. Uns wurde nicht gelehrt die Individuen zu honorieren, welche unsere Patienten waren und ihre Werte ernst zu nehmen. Jetzt benutze ich meine Intuition um die Natur der vor mir stehenden Person zu fühlen. Als Resultat dessen bin ich mehr emphatisch, was wiederum die Verbindung stärkt.

Der Patient fühlt sich angehört und respektiert und das resultiert darin, dass er oder sie sich sicher fühlen und offener und deutlicher über ihre Probleme sprechen können. Unsere Beziehung beruht mehr auf Vertrauen und Glauben in uns selbst als Individuen und nicht darauf, dass der Patient sich selbst umgeht und alles Vertrauen auf den behandelnden Arzt legt.

Ich erinnere mich an eine Frau, welche Krebs im Endstadium hatte, als sie zu mir kam. Ihr Ehemann war außer sich vor Sorge. Er wollte sie nicht verlieren. Ich fragte die Frau, was sie wolle und sie sagte mir, dass sie bereit sei zu sterben, dass sie mit ihrem Leben zufrieden sei und es hinter sich lassen könnte. Sie hatte kein Problem damit zu sterben. Die meisten Ärzte sind dahin ausgebildet, das Leben eines Patienten unter allen Umständen zu retten, aber in dieser Situation fühlte ich, dass es wichtiger wäre die Frau in Frieden sterben zu lassen und mich um den Ehemann zu kümmern. Er war es, der wirklich ein Problem hatte. Er litt viel mehr als seine Frau.

Medizin in seinen Anfängen wurde als Kunst anerkannt. Menschen haben viele Facetten. Unsere Werte und Ansichten sind im ständigen Fluss. Unsere Ärzte sollten mehr darauf achten, wer in einem bestimmten Moment der Patient ist und nicht nur die Person mit der Krankheit behandeln. Menschen, die krank sind oder Schmerzen haben, sind auf einer Heilungsreise. Die Reise drückt auf deren komfortable Zonen und lässt neue Perspektiven entstehen. Diese Menschen brauchen Verbündete auf der Reise. Unsere konventionelle medizinische Ausübung wurde auf das Lesen von Computerprogrammen reduziert, bei dem man die Symptome eingibt und der Computer eine passende Krankheit und eine dazugehörende Behandlungsmethode wiedergibt. Es gibt keine menschliche Verbindung mehr darin. Es gibt keine Möglichkeit mehr für Empathie, Mitgefühl und die größte Heilkraft von allen: die Liebe."

Als sich Richard und ich immer mehr in unser Interview vertieften, begann ich seine gleichmäßige Wärme und Menschlichkeit wertzuschätzen. Mit seinen vierzig Lebensjahren hatte Richard immer noch eine jugendliche Frische, betont durch die bequemen Sachen, die er trug, seinem 12cm langen Pferdsschwanz und seinem immer bereitem Lächeln. Als wir uns mit einem eingeschalteten Rekorder hinsetzten, fühlte ich mich sehr entspannt und war froh eine Ablenkung von den katastrophalen Geschehnissen der letzten Woche zu haben. Terroristen hatten Flugzeuge als Raketen benutzt um das World Trade Center und Teile des Pentagon zu zerstören. Jene von uns, die gerade in Brasilien waren, fragten sich wann die Flughäfen für den internationalen Verkehr wieder geöffnet würden und ob unser Land schon bald im Krieg sein werde. Obwohl wir eine tiefe Sorge für die Welt teilten, brachte uns Richard elegant zurück in den gegenwärtigen Moment, indem er das Interview genoss und das Positive des „Jetzt".

Ich bat Richard zu bedenken, was Ärzte vielleicht durch eine Reise zur Casa lernen könnten:

> „Ärzte können eine ganze Menge lernen, indem sie nach Abadiania kommen und an den Aktivitäten hier teilnehmen. Zuerst einmal ist hier nichts unmöglich. Deswegen müssen wir unsere Statistiken beiseite legen und keine Prognose stellen, welche den Patienten in dem Glauben lässt, dass er bald sterben wird. Der Verstand ist sehr mächtig. Wenn jemand glaubt bald sterben zu müssen, können sie den Verstand überzeugen und der Verstand wird dann diese Realität erschaffen. Die Begrenzungen, die wir uns selbst oder unseren Patienten auferlegen, sind entscheidende Faktoren bei der Fähigkeit sich selbst zu heilen. Unsere Einstellungen und unser Glauben zu unseren Patienten kann ihnen eine bessere

Gesundheit verschaffen oder die noch vorhandene Gesundheit erodieren lassen.

Ich lerne immer mehr, dass ein Patient weiß, was er oder sie will oder braucht. Manchmal ist es notwendig, dass diese Person sich im Stillen hinsetzt und in Verbindung mir ihrer Wahrheit tritt. Diese Wahrheit mag vielleicht in keinem Buch niedergeschrieben worden sein, aber sie ist im Inneren eines jeden von uns zu finden. Ich habe gelernt, dies als den wichtigsten Teil der Gesundheit zu akzeptieren. Die Reise eines jeden Einzelnen ist individuell und einzigartig und sollte als solche respektiert werden.

Wenn ich die Casa besuche, bin ich immer wieder beeindruckt von dem Mitgefühl und dem Verständnis, welches dem Menschen als Individuum entgegengebracht wird. Menschen haben auch sehr unterschiedliche Erfahrungen, wenn sie in Meditation sitzen oder mit der Entität sprechen. Ärzte lernen wie unpassend es ist, den Patienten als Träger einer spezifischen Krankheit mit einem statistischen festgelegten Ausgang zu behandeln. Wir lernen unsere Fähigkeiten zu erweitern und Menschen als Individuen auf einer einzigartigen Reise zu behandeln.

Ich habe bemerkt, dass Ärzte nicht fähig sind, sich diesem Level der Verbindung mir ihren Patienten zu öffnen, bevor sie sich nicht selbst durch ihre eigene Reise in ihrem inneren Selbst auf dieses Level gebracht haben. Sie müssen bereit sein, die Rolle als Gott auf einem Podest aufzugeben. Sie müssen neue Fertigkeiten lernen in Bezug auf die Verbindung mit Menschen, den Respekt gegenüber anderen, Vertrauen in andere und Akzeptanz anderer

Menschen. Sie müssen mehr lernen über das Vertrauen in sich selbst."

Richard ist sehr enthusiastisch, wenn es um den Wert eines Besuches in der Casa de Dom Inácio geht. Ich fragte ihn, ob er Menschen, die interessiert, sind vorschlagen würde hierher zu kommen. Er antwortete:

> „Ich möchte die Menschen einladen hierher zu kommen. Dann schlage ich vor sie sollen ihrer Intuition folgen. Im Inneren wissen sie, dass es in der Casa etwas gibt, was einen Wert für sie und ihre Reise darstellt.
>
> 99 % der Menschen, die ich hierher gebracht habe, fühlen, dass es eine positive Erfahrung war. Die einzige Person, die nicht zufrieden war, war ein Arzt, welcher nicht bereit war seine Anschauung über Gesundheit und Heilung aufzugeben. Er war nicht daran interessiert in Frieden mit sich selbst zu sein und seinem Schöpfer gegenüberzutreten. Ich fühle, dass es hier etwas für jeden gibt. Vorausgesetzt man ist offen und bereit etwas Neues zu erfahren, neue Wege des Sehens und des Seins zu lernen."

Anneke S. Visser

Niederlande
Geburtsjahr: 1935
E-Mail:
annekesarah@yahoo.com

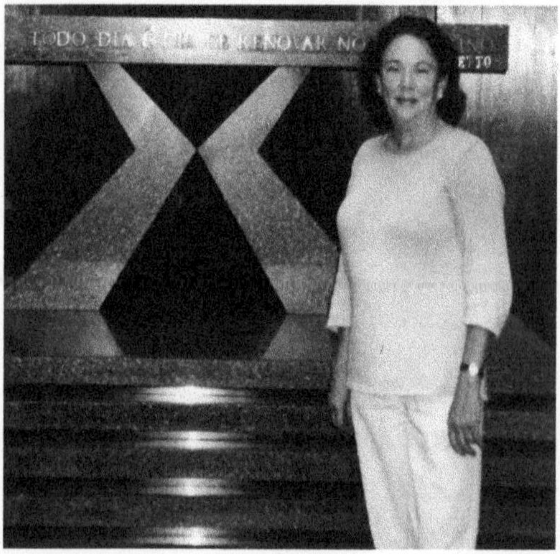

Doktor der Homöopathie und Naturheilkunde
Abschluss an der Akademie für Naturmedizin der Niederlande
Fortgeschrittene Studien in Chiropraktik und Angewandter Kinesiologie an der School of Osteopathie, London, England

Anneke und ich gingen für unser Interview am 9. September 2001von unserem Inn zum Garten der Casa de Dom Inácio. Um bei dem familiären Umgang zu bleiben, den hier jeder so leicht annimmt, würde Anneke mir nicht erlauben sie Dr. Visser zu nennen, sondern nur „Anneke".

Als attraktive Frau mit einem leuchtend rosa Oberteil, welches mit Katzen in verschiedenen Farben dekoriert war, und ihrer eleganten schwarzen Hose würde sie in jeden Urlaubsort der Welt passen. Obwohl sie in Holland geboren wurde, hat sie doch in vielen verschiedenen Ländern gelebt. Unter anderem lebte sie auch sieben Jahre in Wisconsin, wo sie *The course in miracles*, die gechannelten Lehren Jesu, studiert und gelehrt hat.

Die Heilungen sind selten spontan. Es ist eher eine Art von Wiederauferstehung, ein Wiedergeboren werden in eine neue Verbindung mit dem Geist und deinem Körper.

Im Sommer 2000 nahm sie am Kongress der Vereinten Nationen für spirituelle Führer teil und kurz danach noch an einem Kongress der politischen Führer dieser Welt. Im Juli 2001 kam sie nach Brasilien. Dies war der Zeitpunkt, als sie merkte, dass Brasilien eine Kultur hat, die eins mit der Geistwelt ist. Diese Einheit ist eines der Geschenke, die Brasilien für die Welt bereithält.

Anneke ist seit 1980 eigenständiger Homöopath. In den frühen 80er Jahren wurde sie auch eingeladen um Ärzte zu beraten, welche Homöopathie und Naturheilkunde nutzen wollten, um ihre konventionellen medizinischen Behandlungsmethoden zu ergänzen. Akupunkteure, Onkologen, Internisten und Dermatologen suchten ihre Hilfe bei ihren schwierigsten Fällen.

Seit ihrem sechsten Lebensjahr hat Anneke Erfahrungen mit Hellsichtigkeit und Hellfühligkeit. Sie lachte herzlich als sie zugab, dass diese Fähigkeiten verschwanden als sie fünfzehn Jahre alt wurde und sich immer wieder in die Freunde ihrer Schwester verliebte. Die Fähigkeiten kamen zurück, als sie mit ihrem Mann in Ostafrika lebte, und als freiwillige Helferin in einem Hospital arbeitete. Sie fing an die Leiden der Patienten zu fühlen ohne ein rationales Wissen zu haben, was mit ihnen nicht in Ordnung war. Das ermutigte sie ihre Fähigkeiten als Ärztin zu entwickeln. Die Wurzeln der Heilung verstehen zu wollen und dieses Wissen auf andere Menschen übertragen zu können, brachte sie auf die Idee ein Heilungszentrum in Europa zu eröffnen, was jetzt in naher Zukunft passieren wird. Sie spielt auch mit dem Gedanken ihr Zentrum mit der Casa de Dom Inácio zu verbinden.

Ich fragte sie, warum sie nach Abadiania kam und ob sie es anderen empfehlen würde?

> „Ich wollte sehen wie João de Deus arbeitet und ich wollte sehen, ob ich mich mit den Wesenheiten verbinden kann. Ich wollte aber auch einen tropischen Parasiten loswerden, den ich seit dreißig Jahren mit mir herumtrage. Konventionelle Medizin hat keine Möglichkeit dieses Problem in den Griff zu bekommen. Mein Mann starb daran vor fünfzehn Jahren.
>
> Seit ich vor zwei Monaten herkam, fühle ich mich viel energetischer. Die Funktionen meines Verdauungssystems und meines Kreislaufes haben sich verbessert. Es fühlt sich an, als ob meine Organe jetzt viel gesünder seien. Wenn ich mich zum Meditieren hinsetzte, war ich sehr angespannt und meine Gedanken waren chaotisch und bezugslos. Wenn ich mich jetzt hinsetze, kann ich denken, was ich denken will und das in einer geordneten Art und Weise. Mein Nervensystem ist viel gelassener geworden. Die Transformation oder Wiedererweckung des Geistes ist ein langsamer Prozess, aber das ist okay. Ich kann mir die Zeit nehmen es zu tun. In der Tat, ich möchte mir sogar die Zeit nehmen. Du musst deine eigenen Gedankenmuster verändern, damit du gesünder wirst. Jeder Gedanke, jede Emotion löst etwas in deinen Chakren und in deinem endokrinen System in einer bestimmten Art und Weise aus. Wenn du dein Herz öffnest und dich nicht mehr als Opfer siehst, dann kannst du eine physische

Wiederauferstehung erschaffen. Es ist als ob man im selben Leben noch einmal geboren wird. Die Casa de Dom Inácio ist ein ganz besonderer Platz und ich lerne jeden Tag etwas mehr über Heilung.

Die Wesenheiten, die sich hier um die Patienten kümmern, sind sehr weit entwickelt. Sie haben keine emotionale Reaktion. Sie brauchen nicht Recht zu haben, arrogant zu sein oder in Selbstdarstellung unterzugehen. Sie sind jenseits dieser Dinge. Sie sind einfach für diejenigen da, die ernsthaft um Hilfe bitten. Sie haben sich über den Punkt der Reinkarnation hinausentwickelt. Sie haben die Lektionen des Lebens auf der Erde gelernt. Sie wurden zu einer *Bruderschaft des Vertrauens und der Liebe.*

Ich merke auch, dass meine Hellsichtigkeit immer stärker wird, während ich hier bin und meditiere, studiere und die Liebe an diesem Ort erfahre. Ich kann die Präsenz der Wesenheiten spüren und sie auch unterscheiden. Das begann, als ich im zweiten Meditationsraum in der Nähe der Entität saß, während er seine Arbeit tat. Aber ich glaube, dass das Verstehen, welches den Brasilianern eigen ist, dass wir alle tief mit den Geistwesen auf der anderen Seite verbunden sind und dass einige dieser Geistwesen uns helfen können, eine der mächtigsten Kräfte der Veränderung ist, die ich je gesehen habe. Jene, die von den so genannten entwickelten Nationen kommen, können hier erfahren, dass wir nicht von den geistigen Welten und den spirituellen Fähigkeiten getrennt leben.

Ich sehe die freiwilligen Helfer in der Casa wie sie immer danach suchen jemandem helfen zu können. Sie helfen uns die enorme Liebe zu erfahren, die unendliche Liebe, welche hier für uns bereitliegt, wenn wir uns für sie öffnen. Die Liebe hier ist beides, irdisch – wenn Menschen sich gegenseitig mit Respekt behandeln und überirdisch – wenn Menschen von den Wesenheiten geheilt werden. Viele Menschen berichten von einem warmen Leuchten der Glückseligkeit um die Wesenheiten herum. Es bringt auch neues Leben in das, was Christus uns gelehrt hat – jede Person so zu behandeln als wäre sie dein Bruder oder deine Schwester.

Du musst kein Katholik sein, nicht einmal Christ, um mich hier wie zu Hause zu fühlen. Ich bin Rosenkreuzer. Ich genieße es, das Vaterunser mit allen hier zu beten. Ich wertschätze es, Menschen von allen Glaubensrichtungen hier zusammen zu sehen. Mir gefällt auch die Tatsache, dass es hier nur ein Kreuz gibt. Ich habe es noch nie gemocht, Jesus als Märtyrer am Kreuz leiden zu sehen. Für mich ist Christus eine lebensbejahende und positive Präsenz, ein wieder auferstandener Lehrer, den Tod gibt es nicht – wir legen nur unsere physische Hülle ab. Hier in der Casa ist das eine Tatsache, eine Tatsache, die man in jedem Augenblick erfahren kann.

Die Heilung hier ist selten spontan. Es ist eher eine Art von Wiederauferstehung, ein Wiedergeboren werden in eine neue Verbindung mit deinem Geist und deinem Körper. Wenn du für eine Weile hier bist und ernsthaft an deinem Vorhaben festhältst durch Gebete und Meditation, wenn du Verantwortung übernimmst für deine Gedanken und Taten, dann wirst du dich immer mehr als die Seele erkennen, die du bist. Dann wirst du auch deinen Körper immer mehr benutzen um die Arbeit auszuführen, die der Grund war, dass deine Seele in dieses Leben kam.

Für mich sind Krankheiten die großen Aufwecker für manche Menschen, denn sie müssen sich fragen: „Warum bin ich hier auf der Erde?“ und „Warum kam ich in diese Welt des Schmerzes und Leides um am Ende zu sterben? Warum beginnt dieser Kreislauf von Geburt und Tod immer und immer wieder?“

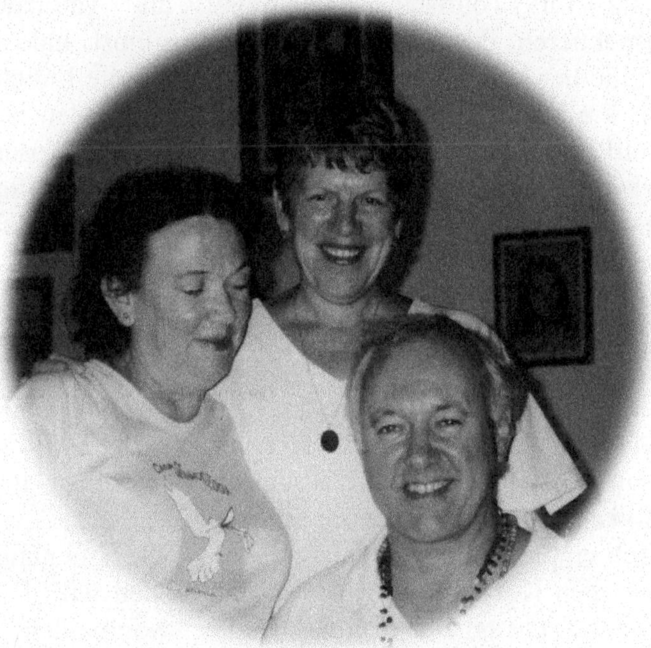

Anneke Visser, Emma Bragdon, Jim Pelkey

Viele Menschen sind verantwortlicher sich selbst gegenüber geworden und viel klarer. Wir sind nicht nur hier um unser karmisches Muster zu bereinigen, sondern auch um das Karma der Menschheit zu klären. Menschen haben sich die schrecklichsten Dinge angetan über tausende von Jahren hinweg. Denke nur an den Pogrom des 2. Weltkrieges, als

Millionen von Juden gefoltert und getötet wurden. Am wichtigsten ist, dass wir uns selbst vergeben für dieses ignorante und brutale Verhalten und uns dann selbst erneuern, indem wir ein mitfühlendes Leben führen.

Ich kam eigentlich nur für zwei Wochen her, aber entschied mich dann länger zu bleiben. Das ist kein Platz für Touristen. Du musst die Tatsache respektieren, dass du einen Prozess beginnst, indem du hierher kommst. Es passt einfach nicht die Entität am Freitag zu sehen und dann für drei Stunden im Auto herumzufahren, nur weil du ein paar Wasserfälle besuchen willst. Du musst selbst demütig sein, dein Leben vereinfachen und dir Zeit nehmen um in Dankbarkeit hier sein zu dürfen – an diesem kraftvollen Ort, wo die Wesenheiten für dich da sind. Es braucht viel Disziplin die Arbeit fortzuführen, aber die Resultate sind es wert. Du heilst dein Herz und deinen Verstand, nicht nur den Körper. Du wirst mit neuen Augen sehen, dass jeder dein Bruder ist. Ich kann verstehen, warum es manche Menschen für Monate oder sogar Jahre am Stück hierher zieht.

Ich empfehle diesen Platz jedem, der die Trennung zwischen Körper und Seele wirklich heilen will. Du brauchst etwas Glauben daran, dass wohlwollende Geistwesen existieren, die dir helfen wollen. Danach musst du noch bereit sein an dir selbst zu arbeiten – dann entspann dich und lass den Prozess sich entfalten."

Wir gingen zusammen zu unserer Pousada zurück. Ich hatte das Gefühl, als ob wir schon ein ganzes Leben lang Freunde wären.

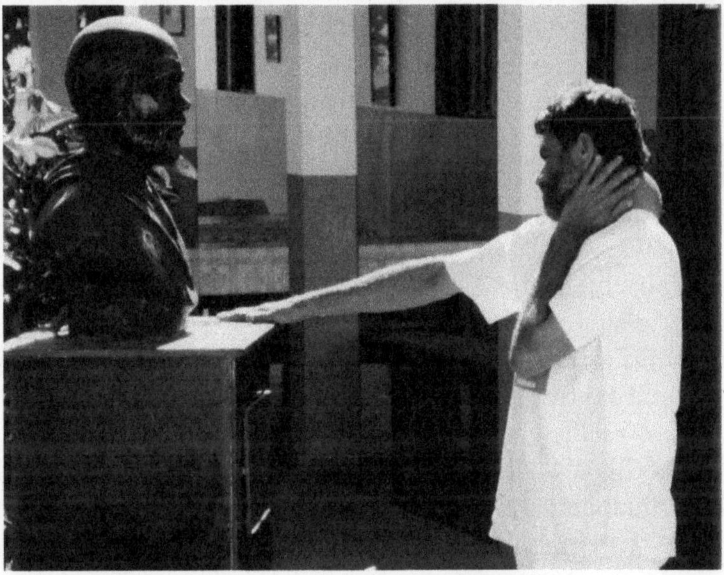

Mann an einer Skulptur im Garten der Casa betend

Teil 4: Partner bei Gesundheitsproblemen

Ich saß gerade im Raum der Entität und meditierte als uns gesagt wurde, dass wir die Augen öffnen können um bei einer Operation zuzuschauen. Fome, eine brasilianische Frau in den dreißiger Jahren aus Abadiania, stand etwa zwei Meter vor mir und schaute in meine Richtung. Ihre Bluse war hochgeschoben und der Bund ihrer Hose geöffnet um ihren Bauch freizulegen. Obwohl ihre Züge eher neutral waren, sah sie aus wie eine Madonna – völlig in sich ruhend und entspannt, die Augen weit geöffnet und eine außergewöhnliche Liebe und Mitgefühl ausstrahlend.

Ich beobachtete die Entität wie sie mit einem chirurgischen Messer einen etwa zehn Zentimeter langen Einschnitt in den Bauch von Fome vollführte. Ein paar Tränen Blut liefen aus der Wunde und Fome beobachtete die Situation interessiert – ohne jegliche Anzeichen von Angst oder Schmerz. Die Entität führte drei Finger in die Öffnung, bewegte sie ein paar Sekunden hin und her und entnahm irgendeine kleine Masse. Er rollte die Masse in seinen Fingern, während er die Masse untersuchte, dann legte er sie weg, wusch sich die Hände und bat einen der freiwilligen Helfer die Wunde zu nähen. Fome stand weiterhin ohne Unterstützung einfach da und wartete geduldig bis der Helfer Nadel und Faden gefunden und die Wunde verschlossen hatte.

Die Zeit schien stillzustehen in der Weite des Vertrauens, welches sie hatte. Sie war die Darstellung eines Glaubens daran, dass sie zur richtigen Zeit am richtigen Ort war – etwas Reales, etwas Gutes erhaltend. Wohlwollende Wesenheiten arbeiten durch die Entität. War das der Weg, den die Welt ihr zu bieten hatte als einen Weg mit ihrem Tumor umzugehen, der in ihrer

Gebärmutter wuchs? In ihrem Verstand gab es keinen Zweifel und in ihrem Körper keine Zurückhaltung.

Ich hoffe, den Anblick von Fomes Sicherheit und Frieden niemals zu vergessen. Das ist, was möglich ist, wenn sich ein spirituelles Wissen vollständig mit dem physischen Körper verbindet: eine mächtige spirituelle Verbindung.

Oft werden spiritistische Heilungen als „Heilung durch Glauben“ oder „Placebo Effekt“ abgetan. Tiefgreifende Untersuchungen haben die Macht unseres Glaubens demonstriert: wenn eine Person glaubt, dass sie geheilt wird, dann kann der Glaube die Chemie im Körper verändern und eine Heilung *hervorrufen.* Genauso kann eine Person ohne einen erkennbaren Grund sterben, wenn sie glaubt, dass sie sterben wird. „Heilung durch Glauben“ entsteht, wenn eine Person so viel Vertrauen und Glauben in die Fähigkeit eines Heilers steckt, dass die Heilung im Dasein dieser Person geschieht. Wenn eine Person ihren ganzen Glauben in eine Tablette steckt und glaubt, dass die Wirkung dieser Pille sie heilen wird oder dass dadurch die Symptome verschwinden, dann wird die Pille höchstwahrscheinlich auch diesen Effekt hervorrufen. Das nennt man „Placebo Effekt“.

…, dass Placebo in spiritueller Heilung immer vorhanden ist und ebenso in jeder Art medizinischer Behandlung, manchmal mehr und manchmal weniger

---

Unser Wissen über den Placebo Effekt wird auf verschiedene Weisen genutzt. Manchmal wird es benutzt um den Wert einer Therapie oder Vorgehensweise zu verringern, indem man zum Beispiel sagt: „Es gibt nichts, was hier irgendeinen wesentlichen

Wert hat, es ist *nur* ein Placebo Effekt." Manchmal wird das Wissen über den Placebo Effekt proaktiv benutzt – um Energien zu nutzen, die eine Heilung durch Glauben hervorrufen. Hypnosetherapeuten haben diese Fähigkeit entwickelt. Milton Erickson hat den Ruf fähig zu sein, Menschen innerhalb von Minuten von lang andauernden Phobien zu befreien, einfach nur durch die Veränderung des Ansichtspunktes des Patienten in einer dramatischen Art und Weise. Dr. Frank Salvatore, im 3. Teil interviewt, sagte:

> „Als Ärzte könnten wir unsere Fähigkeiten, Zeugen unseres Glaubens zu sein, stärken. Wir können lernen jene zu ändern, die uns entkräften oder die unsere Patienten sind. Ich spreche nicht von positivem Denken oder Affirmation, denn das kann ein oberflächlicher Prozess sein. Es gibt Formen einer punktgenauen Meditation, bei der eine Person sich auf nur einen Gedanken konzentriert und dieser Gedanke jeden Teil seines Selbst durchdringt. Wenn diese Person sich auf den Gedanken „Ich bin gesund!" konzentriert, dann wird diese Person ihr gesamtes System auf einem energetischen, chemischen und molekularen Level aktivieren und so Gesundheit erschaffen. Dies ist sehr kraftvoll und sehr wichtig in der Heilung. Ärzte können lernen wie sie ihren Verstand gezielt nutzen können und diese Fähigkeit an ihre Patienten weitergeben."

Mark Woodhouse, der Autor von *„Paradigm Wars"*, meint, dass die Effizienz all unserer medizinischen Vorgehensweisen die Geschichte des Placebo Effektes ist, in anderen Worten die Handhabung des Glaubens. Während die Zeit fortschreitet und die Technologie sich weiterentwickelt, *glauben* wir erst an die eine Methode der Heilung und dann an die nächste. Es ist unser

Glaube in unsere Ärzte und ihre Heilungsmethoden der darüber entscheidet wie tief unsere Heilung sein wird, nicht nur die Entwicklungsstufe unserer Technologie oder Medizin. Deshalb nutzen die Ärzte, bewusst oder unbewusst, den Placebo Effekt, während sie sich um ihre Patienten kümmern.

Von diesem Standpunkt her mag man vielleicht in Betracht ziehen, dass alles, was in der Casa de Dom Inácio passiert, auf Heilung durch Glauben und Placebo Effekt zurückzuführen sei. Hier ist ein Weg spiritistische Heilungen nicht als Illusion abzustempeln und zu unseren inneren Glauben zu dem was „real" ist zurückzukehren. *Wie auch immer, in diesem Fall verlieren wir eine wertvolle Gelegenheit. Wir laufen Gefahr, die mögliche Realität von Geistwesen und die Heilung durch bewusstes Lenken von Energien abzulehnen.*

Ein Teil von Ryan Elliotts Film „*The Healing Ministry of John of God*" zeigt eine Frau, die von der Entität João operiert wird. Nachdem er mit einem chirurgischen Messer einen Schnitt in ihrem Rücken gemacht hatte, brauchte die Entität fünfzehn Minuten um ein zitronengroßes Fettgeschwulst von ihrer Wirbelsäule und dem umgebenden Gewebe zu schneiden, zu ziehen und zu lösen.

Die Chirurgen in den USA waren nicht bereit gewesen diese Operation durchzuführen aus Angst, dass die Operation bleibende Schäden an der Wirbelsäule verursachen könnte. Die Entität führte die Operation erfolgreich durch. Der Patientin war es möglich friedlich dazusitzen, während sie die Operation mit Hilfe von spiritueller Anästhesie über sich ergehen ließ. Sie bekam keine Medizin für eine lokale oder allgemeine Anästhesie, nur die „spirituelle". Das kann man nur schwer dem „Placebo Effekt" alleine zuschreiben. Vielleicht beeinflussen wohlwollende Geistwesen in der Casa de Dom Inácio das Leben, indem sie dem Patienten Anästhesie geben, das Skalpell dirigieren, die Blutung minimieren und die Heilung beschleunigen.

Anstatt spirituelle Heilung abzulehnen, sollten wir vielleicht in Betracht ziehen, dass Placebo in spiritueller Heilung immer vorhanden ist und ebenso in jeder Art medizinischer Behandlung, *manchmal mehr und manchmal weniger.* Stell dir eine kranke Person vor, die nach Heilung sucht und zu einem spirituellen Heiler oder zu einem praktischen Arzt geht. Im Fall des Treffens mit dem Spiritisten könnte es einfach nur der Placebo Effekt sein, welcher die Heilung beeinflusst oder der Placebo ist nur ein Teil der Heilung oder die Heilung ist nur auf die Wirkungsweisen der Geistwesen zurückzuführen.

Im Fall des Treffens mit dem praktischen Arzt könnte es einfach nur der Placebo Effekt sein, welcher die Heilung beeinflusst oder der Placebo Effekt ist nur ein Teil der Heilung oder die Heilung ist nur auf chemische oder chirurgische Wirkungen zurückzuführen oder auf rein physische Eingriffe wie beim Richten von Knochen. Es ist ein gewöhnlicher Witz, dass Menschen einfach dadurch geheilt wurden, dass sie den Anmeldungsraum einer Arztpraxis betraten. Ist es dir auch schon mal so ergangen? „Entschuldigung, Herr Doktor, ich habe die ganze Nacht wie verrückt gehustet, aber in dieser Minute, in der ich sie gesehen habe waren alle Symptome plötzlich verschwunden.“ Manche Menschen wurden einfach nur durch eine Scheinoperation von einer Krankheit geheilt, bei der der Chirurg den Unterleib aufschnitt, nichts weiter getan hat und die Wunde dann wieder vernäht hat.

Unser Vertrauen oder Glaube in die Heilmethode ist ein sehr wichtiger Teil des Prozesses, unabhängig davon, welche Art von Heiler oder Mediziner wir aufsuchen. Wie auch immer, unser Vertrauen in den Heiler ist nicht das einzige notwendige Element, denn Tatsache ist auch, dass manche Heilungen trotz des Mangels an Glauben bei der Person stattfinden. Spiritistische Heilungen funktionieren bei Skeptikern, die nicht daran glauben, genauso gut wie bei denen, die daran glauben. (Dies sollte ein Thema für weitere Untersuchungen sein. Die

Resultate aus solchen Untersuchungen könnten uns helfen die Kraft spirituellen Heilens und die Effekte von Placebo besser zu verstehen.)

Jene, die solche Heiler wie João de Deus ablehnen und seine Arbeit so verstehen, dass er seine Patienten in Trance versetzt oder hypnotisiert um einen Placebo Effekt zu schaffen, sollten auch Folgendes bedenken: Heiler erreichen auch demonstrative Resultate an nicht menschlichen Subjekten. Menschliche Energien wurden in verschiedenen Laborversuchen auf die Oberflächenspannung von Wasser, aber auch auf Mäuse, Enzyme, Hefe übertragen.[1] Das Resultat dieser Untersuchungen zeigt, dass die Übertragung von Energien des Körpers auf einen nichtmenschlichen Organismus eine messbare Veränderung in der Molekularstruktur in diesem Organismus hervorruft. Keines dieser Organismen hat ein Glaubenssystem, wie kann man also die hervorgerufenen Veränderungen dem Placebo Effekt zuschreiben?

Ein Teil des Placebo Effektes ----------→ bewirkt Heilung.
Ein Teil des Placebo Effektes -----------→ bewirkt biologische/physikalische Veränderungen und vermindert Symptome.

Im Kampf gegen degenerative Krankheiten wird die spirituelle Heilung nur nebensächlich behandelt, wie ein Auswechselspieler oder der Strohhalm, an den man sich als letzte Hoffnung klammert. Wenn wir bedenken, dass wir Helfer in der spirituellen Welt haben, welche uns unterstützen wollen und wir diese Wesen einladen uns zu helfen, dann würde unsere

Arbeit im Gesundheitswesen um so vieles einfacher werden. Kardec schrieb:

„Die Geister sind überall. Die unendlichen Räume sind mit Ihnen ins Unendliche hinein bevölkert. Unaufhörlich befinden sich welche an eurer Seite, beobachten euch, wirken auf euch, ohne dass ihr es spürt. Die Geister sind eine der Naturmächte und die Werkzeuge, die Gott für seine Pläne braucht. Aber nicht alle kommen überall hin, es gibt Orte, die den weniger Fortgeschrittenen verschlossen sind."

\- aus Kardecs „Buch der Geister"

Wenn Hilfe vorhanden ist, sollten wir sie dann nicht auch annehmen?

Nachfolgend findest du verschiedene Interviews von Menschen, die sich als Teil ihres Heilungsprozesses entschieden haben, zur Casa de Dom Inácio zu kommen. Diese Menschen nehmen wirklich Teil an ihrer eigenen Heilung, denn sie mussten eine weitreichende Entscheidung treffen. Eine Person flog über den Pazifischen Ozean, obwohl ihm gesagt wurde, dass er möglicherweise auf dieser Reise sterben wird. Ein anderer entschied sich, seine letzte Energie zu opfern und stand stundenlang in einer Reihe um João de Deus zu treffen. Die meisten entschieden sich ihren Ärzten nichts von dieser Reise zu erzählen. Zum Guten oder zum Schlechten, sie haben die Grenzen der konventionellen Normen überschritten, denn sie wollten einen anderen Weg der Heilung erkunden. Diese Menschen zeigen wahren Mut. Sie haben auch alle ein gewisses Vertrauen in die Möglichkeit, dass Geistwesen uns bei unserer Heilung unterstützen können.

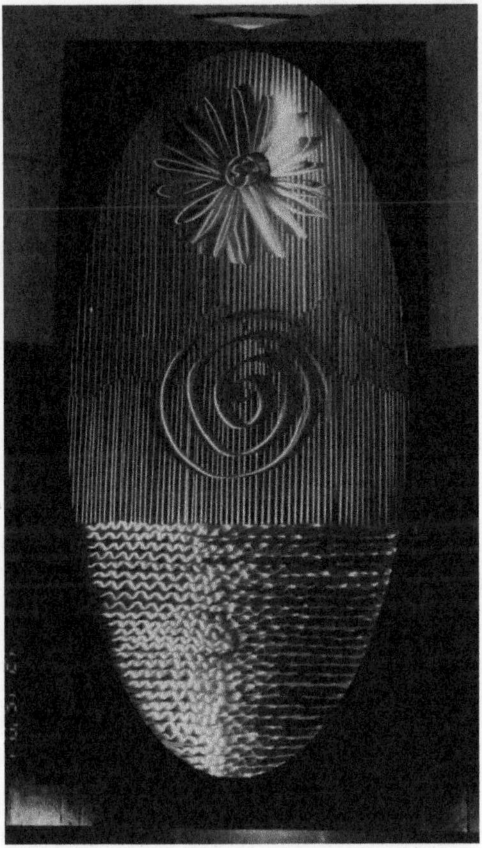

Graphik im Tempel des Guten Willen, welche die vier Elemente darstellt

Christopher Sheppard

England
Geburtsjahr: 1952
Filmemacher

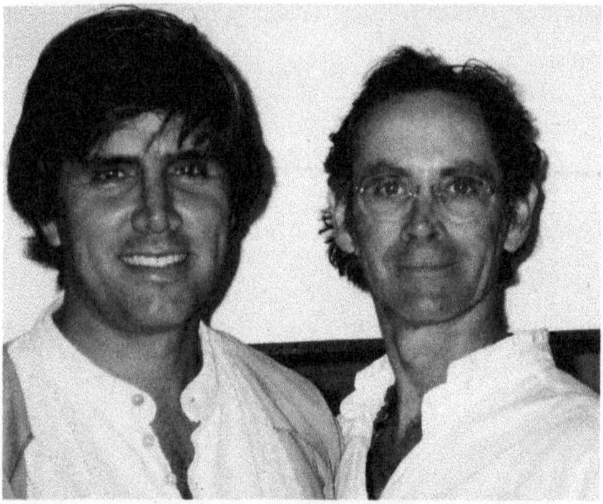

Im November 1999 wurde bei Christopher Analkrebs entdeckt. Jetzt ist er wieder gesund. Der Tumor ist vollständig verschwunden, ohne dass er sich den Operationen unterzog, die ihm seine Ärzte so dringend empfohlen haben. Christopher sagte:

> „Ich glaube intuitiv, dass die Ursachen meiner Krankheit in meinem eigenen Leben zu finden sind und dass ich nicht krank wurde, weil es ein Unfall des Glaubens oder der Genetik war oder Pech. Ich glaube, dass es Ursachen in meinem Leben gibt, welche ich erkennen, verstehen und dann ändern kann. Im Fall eines Tumors, wie es bei mir war, scheint es nur logisch, dass mein Körper ihn erschaffen hat und deshalb glaube ich auch, dass mein Körper ihn wieder verschwinden lassen kann. Dieser Weg, die Dinge zu

> sehen, wurde noch durch meine eigenen Erfahrungen und durch Bücher, welche ich gelesen habe (besonders *Getting well again* von Carl Simonton und *Love, Medicine and Miracles* von Bernie Siegel, beides Ärzte, die aufgrund ihrer klinischen Erfahrungen ihre Meinung über Heilungen verändert haben), verstärkt. Ich bin vollkommen überzeugt, dass Körper und Verstand/Geist sehr stark verbunden sind, wenn es um Krankheit und Gesundheit geht und dass unser Verstand/Geist ein sehr mächtiges Werkzeug bei der Heilung von Krebs sein kann."

Christopher entschied sich seinem Urteilsvermögen und seiner Intuition zu vertrauen und seinen eigenen Weg gegen den Krebs zu finden. Er bat auch um den Rat von medizinisch kompetenten Freunden, sie sollten ihm helfen aus der Überfülle der Heilmöglichkeiten zu wählen, die ihm zur Verfügung standen. Am Ende entschied er sich den Empfehlungen eines anerkannten Mediziners, führend in verschiedenen Bereichen der allopathischen und komplementären Medizin, zu folgen und ein Protokoll zusammenzustellen, welches einen physischen, emotionalen und spirituellen Zugang ermöglichte. Wichtige physische Zugänge waren zum Beispiel eine Diät, Immuntherapie, Akupunktur, Osteopathie, Homöopathie und Strahlentherapie (siehe Glossar). Er ernährte sich hauptsächlich von frischen Obstsäften, braunem Reis und Gemüse. Die emotionale Heilung kam unter anderem von Hilfsgruppen, einer Form der emotional-expressiven Therapie und der Hypnosetherapie. Den spirituellen Zugang erlangte er durch seine Besuche in der Casa de Dom Inácio in Abadiania und durch eine Meditation tibetanischer Buddhisten.

…, dass es ein sehr komplexes Netzwerk von Ursachen in meiner Art und Weise zu leben und zu sein gibt, welches tief verwurzelt war in der Quelle meiner Krankheit und welches ich jetzt angehen musste.

Er ist kein Beispiel einer sofortigen Heilung in der Casa. Aber trotzdem ist er ein bewegender Fall einer dokumentierten Heilung, bei der die Casa eine zentrale Rolle spielte. Der Patient zeigte eine große Eigeninitiative bei seiner Heilung und wurde unterstützt von einem liebevollen Partner und von Freunden. Seine Geschichte demonstriert wie die Heilung des Geistes in jedem Teil des Lebens integriert werden muss: dem physischem, emotionalen und spirituellen Teil. Als ich Christopher im Dezember 2001 traf, feierte er gerade seinen ersten Jahrestag des Tages, an dem die Entität João ihm gesagt hatte, dass seine Heilung beendet sei. Er ist noch einmal nach Abadiania zurückgekehrt, um seine Dankbarkeit zu zeigen und noch einmal dieses spirituelle Heiligtum zu genießen.

Im Folgenden werden einige Auszüge aus einem Interview mit Christopher von seiner Partnerin Sally wiedergegeben. Das ganze Interview, welches auch die Geschichte seiner Krankheit erzählt, kannst du unter www.christopher-sheppard.com finden. Die Webseite enthält auch Hinweise auf alternative Krebsbehandlungen, welche von Christopher angewandt wurden. Ich habe den spirituellen Aspekt seiner Heilung hervorgehoben um eine weitere Perspektive wiederzugeben wie ein Besuch in der Casa de Dom Inácio die Heilung beeinflussen kann.

Christopher: Der größte und radikalste Schritt, den ich unternommen habe, war der spirituellen Heilung Aufmerksamkeit zu schenken. Drei Wochen nach meiner Diagnose saß ich im Flugzeug nach Brasilien um João de Deus zu treffen. Ich blieb für sechs Wochen in Abadiania.

Das war eine sehr radikale Entscheidung, denn spirituelle Heilung war etwas, von der ich kaum etwas wusste, geschweige denn darin involviert war. Es kam als eine Option, weil mir bewusst wurde, dass ich etwas Extremes machen musste. Ich entschied mich gegen einen chirurgischen Eingriff und ich bekam viele Hinweise von den Menschen, die mit mir zu tun hatten – Therapeuten, Heilern, Freunden und Familie – darüber, dass ich in einer prekären Situation steckte und große Taten notwendig waren.

Frage: In welchem Sinne war diese spirituelle Reise?

Christopher: Ich fing damit an zu akzeptieren, dass mein Krebs mehr als nur eine physische Krankheit war: Es war auch etwas Energetisches, ein Ausdruck eines spirituellen und emotionalen Durcheinanders. Dadurch, dass ich meine Aufmerksamkeit auf dieses Durcheinander lenkte und versuchte es zu heilen, kam ich zu dem Gefühl, dass es mir möglich ist, eine Quelle der Energie außerhalb meines Selbst anzuzapfen. Eine Energie, die ich aus Mangel an einem anderen Wort *Göttliche* Energie nennen möchte. Ich fing an zu glauben, dass es möglich war eine Quelle der Heilenergie anzuzapfen, die mächtiger war als ich, obwohl ich mich immer noch als ultimatives Instrument für meine eigene Heilung brauchte.

Frage: Diese Arbeit in Brasilien bewies sich als zentraler Teil deines Heilungsprozesses?

Christopher: Es stimmte vollkommen mit meinen Gefühlen überein, dass die Aufgabe, der ich mich stellte, die war als ganzes Wesen zu heilen. Dies ging Hand in Hand mit meiner Entscheidung mich keinem chirurgischem Eingriff zu unterziehen und dem Glauben, dass eine Operation zwar die physischen Symptome beseitigt, aber nichts gegen die Ursachen tut (das scheint auch eine Erklärung dafür zu sein, dass bei der konventionellen Behandlungsmethode, die der Operation folgt, die Gefahr besteht, dass der Krebs wiederkommt oder sich ausbreitet: Die Symptome sind vorübergehend entfernt worden, aber die grundlegende Ursache besteht weiterhin). Die spirituelle Reise nach Brasilien öffnete mehr Raum für mich um anzufangen zu verstehen, dass es ein sehr komplexes Netzwerk von Ursachen in meiner Art und Weise zu leben und zu sein gibt, welches tief verwurzelt war in der Quelle meiner Krankheit und welches ich jetzt angehen musste.

Ich erkannte, dass ich mich seit Jahren als spirituelles Wesen vernachlässigte; ich lehnte einige schwierige Realitäten in meinem Leben einfach ab. Ich machte mir und den Menschen um mich herum etwas vor über das, was wirklich in mir vorging. Kurz gesagt, ich wurde zum Lügner ohne es zu merken. Dies wurde vermischt mit dem plötzlichen Tod meiner Mutter (sechs Monate vor ihrer Diagnose), welcher mich in der Mitte von enormen Schwierigkeiten, die ich bei meiner Arbeit hatte, traf. Mein Leben war in einem Chaos – ein Chaos, dessen ich mir nicht völlig bewusst war oder mit dem ich nicht umgehen konnte und es deshalb verdrängte. All das resultierte in einer inneren Teilung; einer psychischen, spirituellen und emotionalen Trennung, welche ein Ausdruck und eine Ursache für eine Trennung auf einem tiefen zellularen Level in meinem Körper war. Krebszellen trennten sich von normalen, gesunden Zellen bis eine Art von Zelle die andere nicht mehr erkennen konnte.

Frage: In diesem Sinne schien die Krankheit wie ein Gleichnis zu sein, das was in deinem Leben passierte, manifestiert sich nun auch in deinem Körper?

Christopher: Ja. Und die Nachricht, die ich dadurch erhielt war die, dass die wirkliche Arbeit, die tiefgreifendste Heilarbeit auf einer spirituellen und auf einer emotionalen Ebene erfolgen musste. (Dies scheint auch mit dem zu korrespondieren, was ich später über eine Grenzbereichuntersuchung in Molekularbiologie lernte, bei der individuelle Zellen ein emotionales Erinnerungsvermögen zeigen, welches sie „krank" machen kann. Dr. Deepak Chopra bringt ein ähnliches Argument in seinem Buch *Quantum Healing*. Und die Wissenschaftlerin Candace Pert erklärt dies in ihrem Buch *Molecules of Emotion*.)

Frage: Wie hast du diese spirituelle und emotionale Arbeit durchgeführt?

Christopher: Nun, das Erste, was ich dazu zu sagen habe, ist, dass mein Leben wie eine Achterbahnfahrt verlief. Es war sicherlich kein ruhiger, kalkulierter Prozess. Angst, Wut und Trauer spielten alle eine wichtige Rolle und ich lebte meine Leben ständig am Rande des Zusammenbruches, häufig auch in Anfällen von Unsicherheit und Konflikten mit den Menschen um mich herum. Ich hatte Angst vor dem Sterben – und es gab Menschen um mich herum, deren private Sicht es war, dass ich sterben würde. Manchmal trafen die herzzerreißenden und zu Tränen rührenden Rückwirkungen all der Wahrheitsaussagen in meinem persönlichen Leben untrennbar mit dem Kampf ums Leben zusammen. Aber wieder und wieder brachten mich diese dramatischen Unruhen zu der spirituellen und emotionalen Arbeit zurück, von der ich glaubte, dass sie das Herz meiner Heilung war. Die spirituelle Arbeit führte ich auf zwei Wegen aus. Als Erstes nutzte ich die Möglichkeit, welche mir in der Casa de Dom Inácio in Brasilien gegeben wurde. Obwohl sie sich selbst ein Heilzentrum nennt, ist sie doch eher eine Mischung aus einer Klinik und einer Kirche, wo zwei wichtige Dinge zusammengebracht werden. Das Sensationelle hier, ist die Demonstration von außergewöhnlichen Heilungsphänomenen, bei denen chirurgische Eingriffe von der Entität vorgenommen werden ohne Anästhesie oder chirurgische Instrumente. Hinter all dem steckt der Glauben, welcher der Mittelpunkt der Arbeit dort ist, dass du die Energie (oder die „Seele" oder den „Geist") heilen musst bevor du den Körper heilen kannst und dass ein großer Teil der Heilungsarbeit durch Meditation und Gebet geschieht. Eine wichtige Funktion der Casa ist es einen Zusammenhang bereitzustellen um das Kraftfeld des Glaubens, Vertrauens und der Konzentration unter den Menschen zu intensivieren, was wiederum die Möglichkeit vergrößert die heilenden Energien zu nutzen, egal ob man sie als „göttlich“ oder anders bezeichnet.

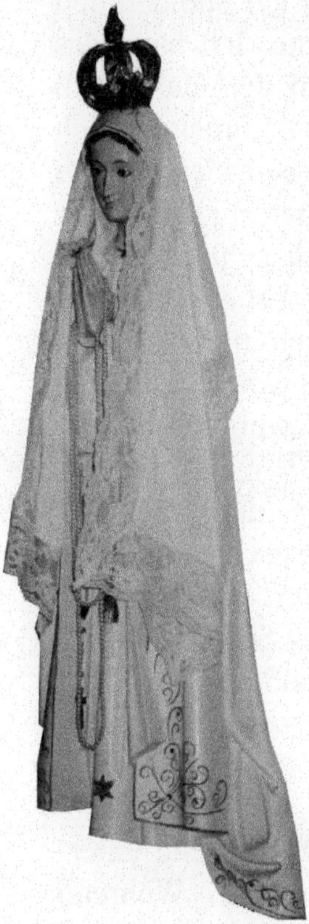

Illustration:
weiße Madonnaskulptur in der Casa

Der andere Schlüssel zur Casa ist der Schwerpunkt, den sie in jeden Einzelnen pflanzt um die Verantwortung in die eigene Heilung zu übernehmen.

Eine der Lieblingsaussagen der Entität, wenn Menschen zu ihm kommen und nach Heilung fragen, ist „vai trabalho“, was man etwa mit „geh und arbeite (an dir)“ übersetzen kann. Die Anschauung und die Instruktion für jeden Einzelnen hier ist es die Verantwortung für die eigene Heilung zu übernehmen und das beinhaltet Arbeit, keine Wunder. Das waren die Hauptpunkte, die ich durch meine Anwesenheit in der Casa erfahren habe, zusammen mit der Möglichkeit in einer extrem fokussierten Umgebung zu arbeiten, welche von einem Gefühl des Optimismus und des Vertrauens gesegnet ist; einem Glauben in die Möglichkeit einer Heilung, selbst in den extremsten Umständen. Genau das Gegenteil zu vielen Krankenhäusern, welche ich häufig als Plätze voller Fatalismus und Verzweiflung empfinde.

Die Casa bietet einen Ort, an dem ich Stunden und Tage und Wochen verbringen könnte: Ich hatte das Glück, die Möglichkeit zu haben in dem Jahr nach meiner Diagnose fünfmal hierher zu kommen und ich verbrachte insgesamt achtzehn Wochen hier. Es gab für mich keine “Wunderheilung“; aber mir wurde bei meiner ersten Reise gesagt, dass ich geheilt werden würde. Ich bekam aber nie eine Antwort auf das Wie, Wann und Wo. (Hieß das, dass ich nach London zurückkehren müsste um mich einer konventionellen Operation zu unterziehen? Mir wurde nie ein „Nein“ oder ein „Ja“ gegeben.)

Nicht jeder erlebt die Dinge in der Casa auf dieselbe Art und Weise. Manche Menschen kommen nur einmal für ein paar Tage hierher. Eine winzige Minderheit erfährt eine „spontane Sofortheilung“. Andere bleiben für Monate hier und zeigen keine nennenswerten physischen Verbesserungen, aber es gibt keine Möglichkeit zu sagen, was sich auf einer spirituellen Ebene für sie getan hat.

Eine ganze Menge ernsthafter Arbeit wurde unternommen, während ich in Brasilien war. Während meines ersten sechswöchigen Aufenthaltes traf ich eine wichtige Entscheidung, mich nicht hinter dem Krebs zu verstecken oder ihn als Ausrede zu benutzen um die Verantwortung für meine Gefühle und Taten abzulegen. Ich wurde dazu durch das Buch von Carl Simonton ermutigt, welches eine schöne Übung enthält, in der du aufgefordert wirst, eine Liste über mögliche „Vorteile“, die der Krebs mit sich bringt zu erstellen. Meine Liste beinhaltete; vermeiden von Arbeiten, die ich als schwierig empfand, man kümmert sich mehr um mich; keine Strafe zu erhalten für falsche Dinge, die ich getan habe. Simonton ermutigt dich, aus Überlebensgründen, einen Weg zu finden mit den Dingen umzugehen, welche nicht von dem Krebs abhängig sind und die nicht davon abhängig sind, ob du den Krebs behältst oder nicht.

Frage: Abgesehen von den Besuchen in der Casa de Dom Inácio, was für spirituelle Arbeit hast du sonst noch getan?

Christopher: Das andere Gebiet, mit dem ich mich beschäftigte, war der tibetische Buddhismus. Es war mir möglich einen Vorteil aus dem Kontakt zu ziehen, den ich schon mit der Arbeit des tibetischen Lamas Sogyal Rinpoche (er ist eher bekannt durch sein Buch *The Tibetan Book of Living and Dying*) gemacht habe. Ich verbrachte einige Zeit unter Buddhisten, die glauben, dass der Tod nicht unbedingt etwas Schlechtes ist, es ist nichts was wir fürchten müssen und wir können uns gut darauf vorbereiten. Die Tibeter sehen Krankheiten wie Krebs nicht notwendiger Weise als lebensbedrohend an, sondern eher als einen „Weckruf", der unsere Aufmerksamkeit auf spirituelle Probleme lenkt. Es gibt auch den Glauben, ähnlich wie in der Casa, dass es für uns möglich ist, die göttliche Quelle der Heilenergie anzuzapfen. Für diesen Fall hält der tibetische Buddhismus einige spezifische Praktiken bereit, welche uns helfen, ermutigen und zu erreichen, was wir wollen: spezifische Meditationspraktiken, Visualisierung und Mantras.

> …die Idee eines emotionalen Aspektes ihrer Krankheit ist mit das Schwerste, das es für sie zu begreifen gilt und darüber hinaus noch offen zu sein und zuzustimmen und mit dieser Erkenntnis zu arbeiten.

Die tibetanische Buddhisten Gemeinde in Dzogchen Beara im Südwesten von Irland ermutigte mich und führte mich in einer Meditationspraktik, welche „Vajrasattva“ genannt wird, ein. Hier wird einfach nur die Idee verarbeitet, dass eine Quelle von göttlichem Licht, von Heilenergie, in unsere Körper gebracht werden kann und uns helfen kann uns zu reinigen und zu heilen. (Es gibt viele Gemeinsamkeiten zwischen buddhistischen Meditationen und der Art von „Visualisierungstechniken“, die von vielen Heilern und Ärzten angewandt werden, Carl Simonton eingeschlossen. Du musst ganz bestimmt kein Buddhist sein um sie effektiv anwenden zu können.)

Während ich das erste Mal in Brasilien war, verbrachte ich viele Stunden damit mir die Kassetten von Sogyal Rinpoche anzuhören. Abgesehen davon, dass sie mir halfen zu verstehen wie man meditiert, vertieften sie auch mein Verständnis über die Bedeutung bedauern zu fühlen, meine Fehler einzugestehen und dann mich zu entschuldigen und nach Vergebung zu fragen. Ich führte diese Meditation jeden Tag durch, manchmal für Stunden, aber auf alle Fälle jeden Morgen und jeden Abend in der Zeit als meine Krankheit am schlimmsten war. Und ich führe die Meditation auch heute noch durch.

Die andere Idee, die ich vom tibetischen Buddhismus erhalten habe und die ich als nützlich empfand war die Erwähnung des „Karma“. Für mich hatte das Konzept des Karmas viel mit der Akzeptierung des Miteinanderverbundenseins von allen Dingen in meinem Leben zu tun. Das heißt, um es direkt zu sagen, ich könnte die negativen Effekte meiner eigenen negativen Taten angesammelt haben, sei es durch Gedanken, Worte oder Taten, durch Ausführung oder Unterlassung. Diese Erkenntnis half mir, mich auf einer philosophischen und spirituellen Ebene auf die Tatsache zu fokussieren, dass einige Ursachen meiner Krankheit in meinem eigenen Leben lagen, in meiner Art zu leben und in meinen Handlungen.

Frage: Was meinst du genau damit?

Christopher: Ich wurde gezwungen die Dinge zu sehen bei denen ich, durch einige meiner Taten, mir nahe stehende Menschen, verletzt habe. Mir wurde bewusst, dass ich häufig versagte, wenn es darum ging mit einem angemessenen Maß an Bewusstsein und Verantwortung zu handeln, trotz all der Macht, die ich in dieser Welt erlangt hatte. Ein Versagen, welches manchmal zu einem unabsichtlichen Missbrauch derer um mich herum führte.

Der Buddhismus ist sehr streng dabei uns zu ermutigen keine anderen fühlenden Wesen zu verletzen und er lehrt uns, dass wir in der Verletzung anderer diese negative Energie in uns und für uns ansammeln. Die Idee, dass wir uns selbst verletzten, wenn wir andere verletzen, ist ein sehr wichtiger Teil für das Verständnis, warum ich mich selbst so sehr verletzen konnte.

Buddhistisches Denken und buddhistische Lehren waren für mich ein Sprungbrett in ein Gebiet der emotionalen Arbeit, der Beratung und Therapie, welche – zusammen mit der spirituellen Heilung in der Casa de Dom Inácio und der buddhistischen Meditation – die dritte Ecke meiner Heilungspyramide wurde, welche nach dem Himmel zu reichen scheint, dahin wo die spirituellen und emotionalen Grundlagen meiner Krankheit behandelt werden.

Das Ziel der emotionalen Arbeit war es mir zu helfen etwas von diesem Leid zu entlassen, damit ich so klar wie möglich denken und handeln konnte, inmitten meiner misslichen Lage und auch um mir zu helfen wieder und wieder den festen Glauben an mein Recht zu leben zu finden. Das war das emotionale Gegenstück meiner spirituellen Reinigung; die beiden gingen Hand in Hand und für mich bedeutete das, dass ich involviert wurde in die Konfrontation mit ein paar schweren und unerfreulichen Realitäten über mich selbst.

Ich kann verstehen, dass für viele Menschen, die plötzlich merken, dass sie sehr krank sind, die Idee eines emotionalen Aspektes ihrer Krankheit, mit das Schwerste ist, das es für sie zu begreifen gilt und darüber hinaus noch offen zu sein und zuzustimmen und mit dieser Erkenntnis zu arbeiten.

Frage: Warum?

Christopher: Weil es sehr leicht sein könnte, dass du dir selbst die Schuld für deine Krankheit gibst. Die meisten religiösen Praktiken haben eine Vorstellung von Wiedergutmachung oder Vergebung, das heißt es gibt einen sofortigen Vorteil für die Schuldbegleichung und Wiedergutmachung. Aber deinen schlimmsten Gedanken, deinem Versagen und deinen Dämonen in einer emotionalen, therapeutischen Umgebung gegenüberzutreten, wo es kein Sofortangebot für irgendeine Wiedergutmachung gibt, heißt, dass es sehr unangenehm werden kann.

Ich hatte das Glück hilfsbereite Freunde zu haben, welche bereit waren den ganzen Weg mit mir zu gehen, zusätzlich zu den ausgebildeten und schon erfahrenen Beratern. Einer dieser Freunde war Sally, welche die Initiative ergriff und eine Hilfsgruppe organisierte. So war ich gesegnet mit einer großartigen Möglichkeit wie ich diese sehr herausfordernde emotionale Arbeit angehen konnte. Ich kann aber sehen, dass den meisten Menschen diese Möglichkeit nicht zur Verfügung steht. Nichtsdestotrotz, würde ich gern jeden, der mit einer ernsthaften Krankheit kämpft, auf drei Dinge besonders aufmerksam machen:

Das Erste ist Psychotherapie in irgendeiner Form zu versuchen, um die Notwendigkeit anzuerkennen die schweren Emotionen auszudrücken, die mit der Krankheit kommen. Um dies zu tun, braucht man Platz und eine hingebungsvolle Aufmerksamkeit, am besten von einer professionellen Kraft.

Zweitens sollte man eine Hilfsgruppe irgendeiner Art organisieren, mit Freunden oder Familie. Die

Menschen, die am engsten mit dir und deiner Krankheit verbunden sind, sollten die Möglichkeit haben ihre Hoffnungen und Ängste miteinander zu teilen, ebenso wie praktische Informationen, wenn es darum geht wie man dir am besten helfen kann. Eine Hilfsgruppe, selbst wenn sie nicht als beratende oder psychotherapeutische Hilfsgruppe dient, kann doch für jene Solidarität bezeugen, die am engsten mit dir verbunden sind und ihnen das Gefühl geben, dass sie in dieser schweren Zeit nicht alleine sind.

Die dritte Sache ist das Anerkennen der Notwendigkeit eines „Hauptfürsorgers": jemanden, der am meisten mit dir und deiner Krankheit zu tun hat, und sie dazu ermutigt, sich Zeit und Raum zu nehmen ihre eigenen Ängste und Verwirrungen abzulegen, ihre Hoffnungen und Stärken zu erneuern und ihnen die Klarheit zu geben wie sie dir am besten helfen können, ohne sich selbst zu schaden.

Aber ich weiß mit absoluter Sicherheit, dass konventionelle Medizin alleine mich niemals hätte heilen können.

Frage: Haben die spirituellen und emotionalen Arbeiten eine Veränderung in deinem physischem Wohlbefinden hervorgerufen?

Christopher: „Als ich das erste Mal von der Diagnose erfahren habe, hatte ich keine klaren physischen Symptome. Die Symptome krochen nach und nach an mir hoch. Als der Tumor zu wachsen anfing und sich auf umliegendes Gewebe und Nerven ausdehnte, begann auch der Schmerz zu wachsen. Etwa ein halbes Jahr nach der Diagnose war der Schmerz so groß, dass er eine deutliche Einschränkung meiner Lebensqualität mit sich brachte. Ich konnte kaum noch sitzen oder stehen und an schlafen war gar nicht mehr zu denken. Manchmal konnte ich kaum noch sprechen, weil meine ganze Aufmerksamkeit in dieses schwarze Loch des Schmerzes gezogen wurde. Ich wurde sehr krank. Ich tat all die Dinge, die mir helfen sollten gesund zu werden, aber der Zustand verschlimmerte sich weiter.“

Frage: Du hast aber das Vertrauen in das, was du getan hast trotzdem nicht verloren?

Christopher: Nein. Für einige Menschen war es gut zu hören, dass es mir erst schlechter ging bevor es besser wurde. Die Trennung zwischen medizinischen und alternativen Ansichtspunkten war für mich das Schwierigste, mit dem ich umgehen musste im Zusammenhang mit meinen furchtbaren Schmerzen und den Leuten, die mir nahe standen und nicht immer meine Meinung von einer Heilung ohne Operation teilten. Zu diesem Zeitpunkt gab es objektive Beweise in der Form von Röntgenuntersuchungen und den Resultaten anderen Untersuchungen, dass trotz allem was ich tat, mein Tumor weiter gewachsen ist. In der Nacht dieser Untersuchungen kam es zu einem Notfalltreffen meiner Hilfsgruppe, welches bis in die Morgenstunden andauerte. Es war zu diesem Zeitpunkt, dass ich die Entscheidung traf, mich auf eine konventionelle Behandlung einzulassen, chirurgische Eingriffe eingeschlossen. Diese Veränderung in meinem Bewusstsein war ein wichtiger Punkt mich hinzugeben und die uralten Muster der Unbeweglichkeit abzulegen. Bis dahin war ich sehr dogmatisch in meiner Art und Weise die Dinge zu sehen. Ich wollte, dass die Dinge so verliefen wie ich es mir vorstellte und in dieser Vorstellung kam ein chirurgischer Eingriff nicht vor.

Zu dieser Zeit war der Tumor zu einer Größe herangewachsen und an einer Stelle so verwachsen, dass er nicht mehr entfernbar war ohne eine groß angelegte Operation. Der empfohlene medizinische Plan war den Tumor durch Bestrahlung und Chemotherapie auf eine besser operierbare Größe zu verkleinern. Paradoxerweise wurde mir dadurch etwas mehr Zeit gegeben ohne eine Operation auszukommen, nachdem ich die Konsequenzen meiner Entscheidung akzeptiert hatte. Ich entschied mich gegen die Chemotherapie (denn ich wollte die Dinge vermeiden, die wahrscheinlich mein ganzes Immunsystem auslaugen würden), aber ich akzeptierte die vorgeschlagene Bestrahlungstherapie. Das gab mir einen Fokuspunkt und eine Zeitspanne, in der ich meine anderen Heilungsbemühungen intensivieren konnte.

Frage: Wie hat es funktioniert?

Christopher: Mir wurde eine siebenwöchige, tägliche Bestrahlung verschrieben, mit einer nachfolgenden Beobachtungsperiode von acht Wochen um zu sehen, welche Auswirkungen die Bestrahlung auf den Tumor hat, bevor eine Operation in Betracht gezogen wird. Ich entschied mich diese Zeit zu nutzen und zwei weitere Male nach Brasilien zu reisen. Zwei Wochen genau vor der Bestrahlung und eine dreiwöchige Tour direkt im Anschluss an die Bestrahlung. Ich fuhr mit alternativen Behandlungen fort und nahm noch Hypnosetherapie, Osteopathie und Hyperthermie, eine Form der Behandlung, welche in Großbritannien so gut wie überhaupt nicht von medizinischen Einrichtungen anerkannt wird, hinzu. Es ist ein jahrhundertealtes Konzept des Heilens von krankhaften Veränderungen und Tumoren durch Wärme. Ich mietete mir eine dieser Hyperthermiemaschinen und Sally und eine private Krankenschwester übernahmen die Verantwortung diese Methode während der sieben Wochen Bestrahlung täglich bei mir anzuwenden.

Frage: Was passierte dann?

Christopher: „Nach Beendigung der Bestrahlung begann der Schmerz zu verschwinden. Ich musste extrem starke Schmerzmittel nehmen, auch Morphin, welches in den schlimmsten Zeiten den Schmerz auch nicht mehr lindern konnte – so schlimm war es geworden. (Zu diesem Zeitpunkt war Marihuana das einzige Mittel, das noch half.) Aber jetzt schien der Schmerz zu verschwinden und ich nahm das letzte Schmerzmittel im Flugzeug auf dem Weg nach Brasilien nach der Bestrahlungsbehandlung. Nach drei Wochen in Brasilien war der Schmerz völlig verschwunden und die Kernspintomographie in London zeigte, dass der Tumor nicht mehr da war. Das geschah am 26. Mai 2000, fast sieben Monate nach der Diagnose.

Von den Ärzten wurde das als außergewöhnlicher Erfolg der Bestrahlungstherapie angesehen: es ist fast unbekannt, dass ein Tumor vollständig verschwindet. Die Ärzte waren der Ansicht, dass die Bestrahlungstherapie dafür verantwortlich war und, dass ich mich über solch einen spektakulären Erfolg sehr glücklich schätzen konnte. Ich bin mir nicht sicher, ob mein Körper diese Bestrahlungen wirklich nötig hatte (mein Körper erholt sich immer noch von den Nebeneffekten), aber für meinen Verstand war das Hingeben notwendig um zu akzeptieren. Und alles andere spielte zweifellos auch eine Rolle. Aber ich weiß mit absoluter Sicherheit, dass konventionelle Medizin alleine mich niemals hätte heilen können.

Dementsprechend bekam ich auch den Ratschlag von vielen alternativen Medizinern, dass die Arbeit weitergehen muss um den Reinigungsprozess zu beenden, um meinem Körper zu erlauben sich von dieser enormen Schlacht, die er geschlagen hatte, zu erholen und um mein Immunsystem zu stärken, so dass ich wieder zu völliger Gesundheit zurückkehren kann.

Erst sechs Monate nach dem Verschwinden des Tumors (und zwei weiteren Besuchen in der Casa de Dom Inácio) sagte mir João de Deus, dass ich geheilt sei: „Es ist vorbei. Du kannst jetzt gehen." Es war genau ein Jahr und einen Tag seit meiner erster Ankunft in der Casa. Seither bin ich zu der festen Überzeugung gekommen, dass Gesundheit und gesund bleiben ein Weg des Lebens werden muss. Das Gefühl, das ich jetzt erreicht habe, ist eines der lebenslangen Hingabe auf mich und meinen Körper aufzupassen.

Während meiner Reise von der Krankheit zur Gesundheit wurde ich mit einer unglaublichen Liebe und Unterstützung gesegnet. Wann immer ich um Hilfe gebeten habe, kam sie auch. Aber am wichtigsten von allem – ich hatte meine Sally. Irgendwie, nur Gott weiß wie, hat sie die Stärke und den Mut gefunden um ihren eigenen Schmerz, Trauer und Angst beiseite zu legen um Tag und Nacht bei mir zu sein. Wann immer es notwendig war, war sie eine Quelle liebevoller Hingabe und Intelligenz. In der Freude über mein Überleben, über die Stärke des menschlichen Geistes und die Heilungskraft der Liebe haben wir am 7. Juli 2001 geheiratet, vierzehn Jahre nachdem wir uns kennen gelernt haben.

Mauro Dos Santos Silva

Pedro Leopoldo, Minas Gerais, Brasilien
Geburtsjahr: 1961
Grundschullehrer

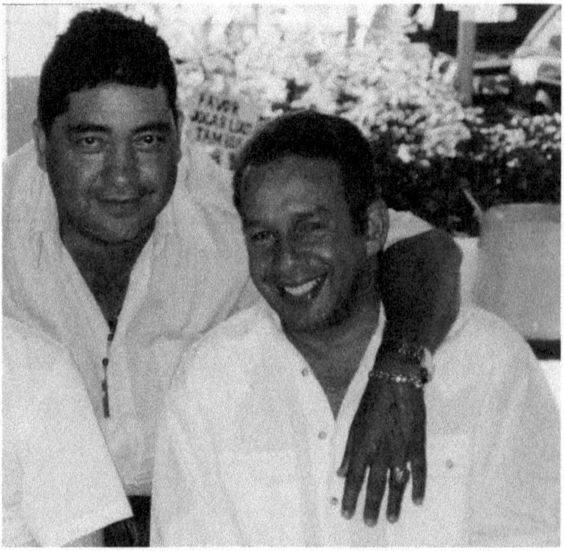

Sebastian und Mauro

Als Mauro zum ersten Mal im März 1993 in die Casa kam, war er nur Haut und Knochen. Seine Mutter, die ihn begleitete, war überzeugt, dass ihr 33-jähriger Sohn vom Krebs aufgefressen wird. Dasselbe dachte auch der Rest der Familie. Sein Arzt sagte ihm, dass er AIDS im Endstadium hätte. Mauro erhielt vor Jahren eine Bluttransfusion und wurde dabei mit dem HIV-Virus infiziert.

Der Besuch bei João de Deus war seine letzte Hoffnung. Er stand, wie jeder andere auch, mehrere Stunden in der Reihe um João zu sehen. Die Entität sprach nicht viel. Er verschrieb Kräuter und sagte, was jeder zu hören hoffte: „Ich werde dich heilen." Obwohl Mauro an die Kraft der Entität glaubte, konnte er trotzdem nicht glauben, was er gehört hatte. Sowie er bei João war, ging er zurück in die Versammlungshalle und stellte sich wieder in die Reihe. Hunderte von Menschen sahen João vor ihm, bevor er ein zweites Mal an diesem Tag vor João stand. Dieses Mal kam die Entität genau auf den Punkt und sagte:

„Hast du nicht gehört, was ich zu dir gesagt habe? Ich sagte, dass ich dich heilen werde."

Mauro verließ den Raum der Entität und ging zur Herrentoilette, welche sich nicht weit von der Versammlungshalle befindet. Er war fix und fertig und schaffte es gerade noch auf die Toilette, wo er völlige die Kontrolle über seinen Körper verlor und fast bewusstlos war als ihn ein anderer Besucher fand.

Sebastian, der Sekretär von João, wurde alarmiert, dass auf der Herrentoilette ein Mann im sterben liege. Sebastian ging sofort zu Mauro. Geschockt über den Zustand des Mannes, der dem Tode nahe in seinen eigenen Exkrementen lag, sprach Sebastian ein AveMaria um Hilfe zu erbitten und brachte Mauro in eine der Duschen. Angestrengt versuchte Mauro Sebastian zu warnen: „Bleib weg von mir, ich habe AIDS." Aber Sebastian ignorierte ihn und wusch ihn weiter, packte ihn in ein sauberes Laken und brachte ihn in den Operationsraum, wo er ihn auf eines der Betten legte.

Sebastian sagte mir:

> „Ich wollte ihn zumindest sauber und an einem heiligen Ort sterben lassen und nicht auf dem Boden der Herrentoilette. Ich bot ihm auch eine Mahlzeit an. Ich wollte, dass er mit einem Gefühl des Komforts stirbt. Zuerst lehnte Maura alles Essen ab, aber nachdem ich ihn mehrmals ermutigt hatte, aß er zwei Teller der gesegneten Suppe. Dann fragte er nach Reis, Bohnen und Eiern, einer typischen Mahlzeit im Bundesstaat Minas Gerais. Ich gab dem Küchenpersonal Bescheid, dass sie die Mahlzeit zubereiten sollten. Nachdem er gegessen hatte, wollte er noch etwas Wasser und zwei Desserts. Dann stand er auf, ging in den Raum der Entität und füllte sich

eine Wasserflasche mit dem von der Entität energetisch aufgeladenen Wasser. Kurz danach ging Mauro mit seiner Mutter wieder nach Hause, einer zwölfstündigen Fahrt.

Ich konnte mir nicht vorstellen wie dieser Mann weiterleben konnte. Ich hatte seinen Körper gesehen. Es war fast nichts mehr von ihm übrig. Seine Krankheit hatte seinen Körper fast völlig zerstört.

Angestrengt versuchte Mauro Sebastian zu warnen: „Bleib weg von mir, ich habe AIDS.“

---

45 Tage vergingen. Ich saß eines Morgens an meinem Schreibtisch und spürte eine Präsenz hinter mir. Dann spürte ich einen Druck in meinem Gesicht und meinem Nacken. Ich drehte mich um und sah das Gesicht von Mauro. „Oh, mein Gott“, dachte ich, „jetzt kommt der Geist des Mannes um mich zu quälen. Was soll ich tun, um von ihm wegzukommen?“ Ich hatte richtig Angst. Mein Herz schlug wie wild und die Haare standen mir zu Berge. Aber Mauro schnappte mich in einer liebevollen Umarmung, lachte und versicherte mir: „Ich bin am Leben. Ich bin mit meiner Mutter und meinem Vater hier. Komm mit nach draußen, damit ich dich vorstellen kann. Ich bin nicht tot!“ Wir gingen nach draußen und umarmten uns und lachten zusammen.

Ich war so glücklich Mauro noch am Leben zu sehen. Ich fühlte mich wie Mauros spiritueller Vater. Obwohl ich nur sehr wenig Zeit mit ihm verbracht hatte, fühlte ich eine starke Verbindung zu seinem Leben. Ich wollte, dass er lebt.“

Ich traf Mauro am 21. September 2001. Seit acht Jahren nahm er nun die Kräuter und hielt die damit verbundene Diät. Außerdem kommt er alle 45 Tage in die Casa um die Entität zu sehen, in Meditation zu sitzen oder um andere Menschen in die Casa zu bringen. Als Sebastian mich in sein Büro rief, traf ich dort einen starken, gut gekleideten und gut aussehenden Mann, der sehr mit dem Jetzt verbunden war. Es war einfach zu glauben, dass er sehr erfolgreich war. Sebastian strahlte vor Stolz als Mauro meine Fragen darüber beantwortete, was ihm geholfen hat gesund zu werden.

> „Ich versuchte vor langer Zeit eine AZT-Pille, aber sie waren viel zu teuer für mich, um sie weiter zu nehmen. Ich nahm nie wieder irgendwelche konventionelle Medizin gegen AIDS nach dieser einen Pille. Ich habe nur mit der Entität gesprochen, nahm die Kräuter und saß in Meditation. Ich trank außerdem nichts Dunkles – wie Cola oder Kaffee. Ich wurde niemals operiert und nutzte eine andere Behandlung in der Casa. In den letzten sieben Jahren hatte ich keine Erkältung, keine Krankheit und keinerlei Symptome. Meine Ärzte haben mir vor kurzem gesagt, dass sie keine Spuren von AIDS in meinem System finden können. Ich bin nicht mehr HIV positiv."

Ich fragte Mauro, was der zentrale Punkt in seiner Heilung war. Er sagte:

> „Ich konzentrierte mich darauf am Leben zu sein, hier im Jetzt zu sein und positiv zu denken. Ich bin weiterhin Lehrer für Mathematik, Biologie und Wissenschaft und unterrichte Schüler im Alter von

sieben bis vierzehn Jahren. Ich kümmere mich um meine Eltern, die beide alt sind und meine Hilfe brauchen. Ich teile die Kraft meines Heilungsprozesses mit anderen und ermutige sie auf ihrer eigenen Heilungsreise. Ich lebe ein normales Leben, einschließlich sexueller Beziehungen.

Neben der Disziplin, welche notwendig ist, die Behandlung durchzustehen, bildeten auch Glauben und Vertrauen einen überaus wichtigen Punkt. Ich bin ein praktizierender Katholik und ich glaube an Gott. Ich glaube auch, dass Gottes Energie durch Jesus Christus für uns zugänglich wird und dass Jesus Christus seine Liebe über wohlwollenden Geistwesen weiterleitet, damit sie uns helfen können zu heilen. Deshalb gehe ich, wie 80 % der Brasilianer, zu einem Spirituellen Haus für Heilung. Hier fühle ich mich persönlich berührt von Gottes Liebe durch Wesenheiten wie Dom Inácio oder Dr. Augusto."

Am Ende unseres Interviews schaute Sebastian mit großer Spannung in seinen Augen auf Mauro und sagte: „Die Entität möchte, dass ich dir etwas ganz Besonderes sage. Er untersuchte dich heute und kann keinen Hinweis einer Krankheit in deinem spirituellen Körper oder einem anderen Teil von dir finden." Mauro blühte auf vor Freude. Es lagen acht Jahre ununterbrochener Arbeit hinter ihm.

Als ich mich umdrehte um Sebastians Büro zu verlassen, sagte Sebastian zu mir: „In deinem Buch musst du aber nicht erwähnen, welche sexuellen Vorlieben Mauro hat." Ich schaute Sebastian an und wunderte mich, ob er vielleicht Vorurteile gegenüber homosexuellen Menschen hatte, die mir nicht aufgefallen waren. Ich war noch nicht sehr sicher im Umgang mit der portugiesischen Sprache und brauchte noch einen

Übersetzer. Plötzlich empfand ich die Situation als sehr unangenehm.

Er klärte die Situation mit einem Zwinkern in seinen Augen auf und sagte: „Wenn die Menschen das Bild von Mauro sehen und merken, dass er noch zu haben ist, dann kann es sein, dass viele Menschen herkommen und nach ihm suchen! Es wäre vielleicht gut, diese Menschen wissen zu lassen, dass Mauro heterosexuell ist.“

Das Spiel, welches Sebastian mit uns trieb, war auch als Brücke gedacht um noch mehr Menschen in die Casa zu bringen:

> Wir wollen, dass die Menschen in die Casa kommen. Die Casa ist für jeden offen, egal was er für sexuelle Vorlieben hat. Uns ist egal, ob die Menschen homosexuell sind oder nicht und wie sie ihre Sexualität ausleben. Das ist ihre Sache. Wir kümmern uns um die spirituelle Heilung und alle sind hier willkommen.

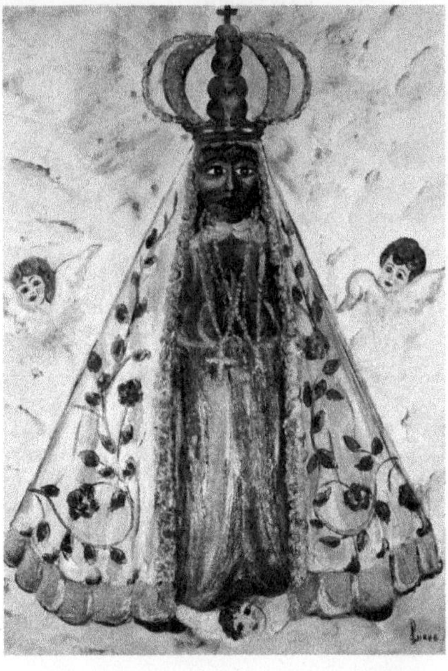

Donna Moseman

Lebanon, New Hampshire (USA)
Geburtsjahr: 1951
Künstler, Mutter, Ehefrau

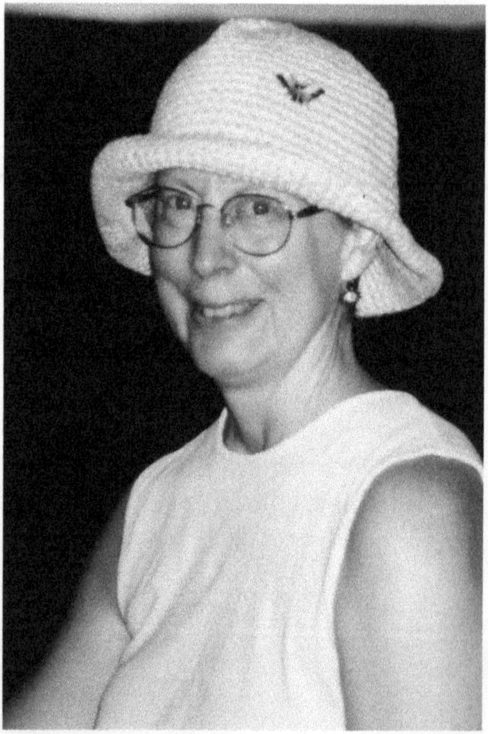

27. Juni 2001. Donna saß auf der Veranda ihres 1886 gebauten viktorianischen Hauses als ich sie besuchte. Ihr Haar hatte jetzt eine gleichmäßige Länge von 2 cm und sah aus wie ein frisch gemähter blonder Rasen. Eine um den Hals getragene rote Schnur, zeugte von ihrer buddhistischen Einstellung. Um der Schwüle zu entkommen, zogen wir uns in das kühlere Wohnzimmer zurück. Die Tür hatte sie selbst mit einem Buddha des Mitgefühls bemalt, welcher über einem ruhigen Ozean schwebte. Wir hatten eine Stunde um miteinander zu reden, bevor Donnas 10-jährige Tochter Hester ein paar Freunde ins Haus brachte, um eine Wassermelone zu essen.

Donnas Energie war immer noch auf einem niedrigen Level. Sie konnte nicht sehr weit laufen ohne Schwierigkeiten mit der Atmung zu bekommen. 1995 diagnostizierte ihr Arzt eine Verkalkung in einem Kanal ihrer Brust, aber bis 1998 bildeten sich keine fühlbaren Geschwülste. Zu dieser Zeit begann Donna eng mit einem Onkologen zusammenzuarbeiten und sich einer Lumpektomie zu unterziehen. Im Winter 2000/2001 streute der Krebs Metastasen in die Lunge.

Donnas erster Arzt hatte die Gefährlichkeit ihres Problems nicht erkannt. Der Arzt beobachtete sie anhand einer Reihe von Bluttests und erlaubte Donna ihr Vorkrebsproblem mit natürlichen Kräutern zu behandeln. Heute glaubt Donna, dass ein strengerer Ablauf mit Chemotherapie oder Bestrahlung angebrachter gewesen wäre. Im Herbst 2000 begann sie eine mehr konventionelle Therapie. Sie nahm Herceptin, ein Arzneimittel, welches die Krebszellen direkt angreift. Da Herceptin so erfolgreich wirkte, folgte Donna dem Ratschlag ihres Onkologen und benutzte eine Reihe von verschiedenen Medikamenten in Verbindung mit Chemotherapie, um den Krebs in ihrer Brust und in ihren Lymphknoten und jetzt auch in ihrer Lunge zu bekämpfen.

Als ich sie am 17. April 2001 zum ersten Mal in Abadiania traf, begegnete Donna ihrem Krebs auf einer spirituellen Ebene, aber führte weiterhin die konventionelle medizinische Behandlung durch. Obwohl sie sich nicht sehr stark fühlte, wollte sie unbedingt in die Casa kommen. Sie kam für nur zwei Wochen mit ihrer Freundin Susan zur Casa und jetzt zehn Wochen später, sagt sie fast philosophisch:

> „Der Krebs war für mich eine spirituelle Reise. Es hat mich der Tiefe bewusst werden lassen und half mir die einfache Schönheit des Lebens in einer Art und Weise zu genießen wie es mir vor dem Krebs niemals möglich war.
>
> Ich erhielt keine Wunderheilung in Brasilien. Ich war in der Tat, Anfang Mai kurz nachdem ich aus Brasilien zurückgekommen war, so schwach, dass ich selbst kaum noch Nahrung aufnehmen konnte. Meine Brust war so verstopft, dass ich Sauerstoff einatmen

musste - 24 Stunden am Tag und drei Wochen lang. Alles wandte sich nach innen. Es gab nur mich und meine Krankheit. Ich weiß, dass manche Menschen in der Casa sagen: „Es kann manchmal noch viel schlimmer werden bevor es besser wird“ und, dass „die Heilung eine Reise ist.“ Ich habe an dieser Aussage festgehalten als es ganz schlimm wurde. Dann verschrieb mir mein Onkologe eine etwas aggressivere Chemotherapie. Es half mir und ich fühle mich jetzt sehr optimistisch.

Ich weiß nicht genau, was passiert ist, aber seit dem 9. Juni fühle ich mich besser und besser. Das war der Tag, an dem ich im Bett neben meinem noch schlafenden Ehemann Jim lag und zu Gott betete, er möge mich heilen.

Sekunden danach passierte das Wunder. Ich konnte fühlen wie sich die Verstopfung in meiner Brust löste und ich wieder offen und frei atmen konnte. Jim wachte auf und sagte: „Deine Atmung ist seit Monaten nicht mehr so offen und frei gewesen.“ Ich stand sofort auf und ging etwas herum, mich wundernd, ob die Heilung vollständig war und ob ich wieder meine ganze Energie zurück hatte. Nun gut, ich fühlte mich bedeutend besser, aber war noch nicht vollständig geheilt. Aber das ist in Ordnung, denn ich bin mir völlig bewusst, dass es ein Prozess ist, der jeden Tag weiter voranschreitet. Aber die Offenheit in meiner Brust war wirklich erstaunlich. Es schien so schnell und genau nach meinem Gebet zu passieren.

Ich habe noch nie zuvor so *direkt* zu Gott gebetet. Ich habe meditiert. Ich habe spirituelle Rückzugsorte besucht um ein konzentriertes verstandesbewusstes Training zu absolvieren. Aber Gebete waren nie ein Teil meines Lebens. Als ich in Abadiania war, öffnete sich etwas in mir. Ich spürte eine direkte Verbindung zu Gott und den spirituellen Kräften. Jetzt kann ich auch das Gefühl der Verbundenheit in meine Gebete mit einfließen lassen.

Ich erinnere mich an meinen zweiten Tag in Abadiania; kurz nach meiner unsichtbaren Operation. Ich fühlte mich sprudelnd, glücklich und wirklich zufrieden, als ich zu meiner Herberge zurückging. Die Operation an sich war nicht erinnerungswert. João de Deus sagte ein Gebet und ging wieder. Ich erinnere mich, dass ich mich sehr müde gefühlt habe, fast so als ob ich mich nicht bewegen konnte, während der ganzen Zeit in der ich im Operationsraum saß. Dann, gleich nach der Operation, verließ ich den Raum und ging nach draußen. Es war so schön das Licht, die Blumen und Bäume zu sehen. Ich genoss es meinen Körper zu bewegen, das Gefühl der Freiheit und Leichtigkeit zu spüren. Ein Schmetterling flog mir entgegen. Ich fühlte mich tief geliebt und tief verbunden. Ich begann über meine Zukunft nachzudenken und wie ich sein wollte.

Das Geschenk, welches ich von der Casa bekam, war das Wissen, dass es dieses andere Reich der Geistwesen gibt und man sich um uns kümmert. Es ist nicht nur, dass ich mich mit Gott beschäftige, es ist auch, dass Gott mich liebt, mich persönlich und direkt.“

Ich bat Donna mir mehr über ihre Heilung zu erzählen. Ich interessierte mich dafür wie sich ihr Leben verändert hatte:

„Seit dem *Memorial Day* habe ich wieder angefangen zu malen. Ich habe das Symbol des Dreiecks und den wunderschönen Regenbogen, welchen ich in der Casa gesehen habe, mit Dingen verbunden die Teil meines Lebens in New Hampshire sind – die turtelnden Tauben, die ich von meiner Veranda sehen kann, den Roten Kardinal, die Schmetterlinge und die verschiedenen Blumen, die mir jede Woche von meinen Nachbarn oder von Hesters Musiklehrer gebracht werden.

Ich war sehr aktiv und ging sehr oft zu Kunstausstellungen, brachte meine Tochter zu verschiedenen Orten, bin ins *Mindfulness Centre* gegangen um zu meditieren und war in der Gemeinde mit verschiedenen Dingen beschäftigt. Ich dachte, dass es für mich schwierig werden würde für längere Zeit einfach nur auf meiner Veranda zu sitzen. Am Anfang meditierte ich für kurze Perioden der Zeit, aber jetzt sitze ich manchmal stundenlang und genieße einfach das Leben. Verschiedene Vögel fliegen vorbei. Die Bäume und Blumen verändern ihre Form und Farbe. Das Wetter wechselt auch ständig."

Nachdem mir Donna über ihre Heilung und den sich vertiefenden Frieden, welcher in ihr Leben kam, berichtet hatte, bat ich sie mir mehr über ihre Erfahrungen in Abadiania zu erzählen. Sie gab mir ein wundervolles dekoriertes Zeichenbuch und sprach weiter:

„Die Fotografien, die ich in Abadiania aufgenommen habe, erzählen ihre eigene Geschichte. Ich nahm bewusst an allen Aktivitäten teil. Es waren hunderte von Menschen in der Casa als ich dort war, aber nicht eines meiner Bilder zeigt eine andere Person. Ich habe Sonnenuntergänge, Gebäude, Strassen, Bäume, die Bank im Garten auf der ich saß, die Tür zu meinem Zimmer im Hotel Amazonas und eine Skulptur, die ich in Brasilia sah, fotografiert, aber keine Menschen. Es schien als nehme ich nur das Skelett des Lebens, nur die blanken Knochen wahr. Ich fühlte mich in Brasilien sehr allein. Mein Mann und meine Tochter waren zu Hause in New Hampshire und ich vermisste sie. Ich malte für mich selbst an den Nachmittagen im Garten der Casa. Susan und ich hatten getrennte Räume und sie war mit ihren eigenen Gesundheitsproblemen beschäftigt. Ich fühlte etwas weniger als 50 % meiner normalen Energie und ich spreche kein Portugiesisch. Und so verstärkten diese Dinge meine Einsamkeit nur noch weiter.

Ich hatte den Mut und ich nahm mir die Zeit etwas tiefer in die Realität meines Lebens einzutauchen.

Dann wurde mir bewusst, dass ich mir niemals selbst gesagt hatte, dass ich eine lebensbedrohende Krankheit habe. Stell dir das mal vor! Seit sechs Jahren habe ich Krebs und ich habe nicht einmal daran gedacht zu sterben. Während der Zeit in der Casa begann ich etwas realistischer zu denken. Ich hatte den Mut und ich nahm mir die Zeit etwas tiefer in die Realität meines Lebens einzutauchen. Ich hatte keine zusätzlichen Symptome oder Komplikationen, aber die Wahrheit meiner Situation war, dass ich Krebs habe, der Metastasen ausbildet und ich daran sterben kann. Während ich im Meditationsraum meditierte, umgeben von anderen Medien und Besuchern, welche auch meditierten, ging ich endlich mal direkt in das Zentrum meiner Situation. Ich verband mich mit meiner Krankheit und ließ mich selbst fühlen, dass ich sehr krank war. Ich ging auch noch tiefer in das spirituelle Wesen meiner Krankheit, ging direkt zu meiner eigenen Wahrheit vorbei an all den Ablenkungen, die ich mir in den Weg gelegt hatte. Du musst wissen, dass meine Mutter 1984 an Brustkrebs gestorben ist. Sie hatte ihr erstes Zusammentreffen mit der Krankheit 1960. Das war eine Zeit, in der die Ärzte noch eine radikale Brustamputation als Behandlung vornahmen. Meine Mutter hat furchtbar darunter gelitten. Ich musste meine Erinnerungen und Gefühle über ihren Tod verarbeiten.

Einer der hilfreichsten Personen in Abadiania war „Little João“, einer der Übersetzer. Nach meiner Operation, kam er auf ein Essen in unser Hotel und sprach darüber wie die Heilung von einer kranken Person aufgenommen werden sollte. Es ist nicht nur João de Deus der die Arbeit ausführt. Die kranke Person muss sich mit der Philosophie des Spiritismus auseinander setzen, häufig meditieren, nach innen schauen, die richtigen Dinge essen, die Krankheit und die Wurzeln der Krankheit konfrontieren und so weiter. Es ist richtige Arbeit. Nach diesem Essen wurde mir bewusst, dass ich für meine Tochter gesund werden wollte, damit sie eine Mutter hat. Während des Aufschubs meiner Operation durch die Wesenheiten entschied ich mich, für mich selbst, gesund zu werden, denn *ich* wollte leben und auch für meine Tochter und meinen Mann da sein.“

Aufgrund meines Wissens, dass Donna eine überzeugtes Mitglied der *Mindfulness Community* von Thich Nhat Hanh, einem vietnamesischen Mönch war, interessierte es mich zu erfahren wie sie über João de Deus und die Menschen dachte, die die Casa besuchen:

> „Ich fühlte mich nicht sehr mit der Entität João verbunden. Konsultationen dauerten nur Sekunden. Er war nicht sehr zugänglich. Ich verurteile ihn deswegen nicht, denn er hat hunderte von Menschen für die er sorgt. Aber er hatte kaum Zeit für mich und er sagte nur wenig. Ich habe bestimmt niemals gedacht, dass meine Heilung nur von ihm abhängt. Ich hatte auch bei ihm oder in der Casa nie das Gefühl, dass ich zu ihm zurück muss, weil er es ist, der mich heilen wird."

Während Donna sprach wurde mir die Sanftheit bewusst mit der sie über sich selbst sprach. Sie zwang sich nicht zu sprechen, sondern nahm sich Zeit, damit ihre Geschichte wirken konnte. Nicht weit entfernt von ihren Worten war eine Rauhheit, ein Hauch von einem Hindernis in ihrer Atmung zu hören. Sie war einfach nur dankbar für all die verschiedenen Aspekte ihres Heilungsprozesses:

> „Zusammen mit den konventionellen Medikamenten waren zwei Dinge besonders wichtig in meinem Kampf gegen den Krebs – die Verbindung zu Gott, welche ich in der Casa hatte und die Verbindung zu meiner Gemeinschaft zu Hause.
>
> Meine eigene Gemeinde in New Hampshire ist sehr stark. Ich habe eine großartige Onkologin: Sie unterstützt mich sehr, gibt mir Informationen, erzählt mir von Möglichkeiten und fragt mich dann

respektvoll, was *ich* gern tun würde. Die Nachbarn bringen mir und meiner Familie Blumen und etwas zu essen. Die Gemeinschaft der Schule meiner Tochter organisierte es, dass uns jeden zweiten Abend ein Abendessen gebracht wurde. Als mein Mann arbeitete und ich richtig krank war und jeden Tag jemanden von neun Uhr früh bis nachmittags um vier brauchte, kam ein Mitglied der Gemeinde und half mir den Haushalt zu führen und all die Dinge zu tun, die getan werden mussten.

Ich weiß nicht, ob ich das geschafft hätte, was ich geschafft habe wenn ich nicht in der Casa gewesen wäre. Ich wurde dort wirklich inspiriert, besonders im Meditationsraum und ich spüre, dass die Wesenheiten immer noch an mir arbeiten, selbst hier in New Hampshire. Ich bin nicht allein. Ich habe Hilfe. Ich werde geliebt. Ich habe Vertrauen und ich bin auf dem Weg zu einer vollständigen Genesung."

23. Dezember 2001: Donna geht immer noch durch Höhen und Tiefen und ihr Leben verläuft langsamer als in der Zeit bevor sie den Krebs bekam. Von Zeit zu Zeit ist sie sehr schwach und braucht Sauerstoff. Sie ist nicht mehr so unabhängig und braucht ihre Familie immer mehr. Wie auch immer, sie fährt wieder mit ihrem Auto und ist eine aktive Mutter, Ehefrau, Künstlerin und Mitglied der Gemeinde.

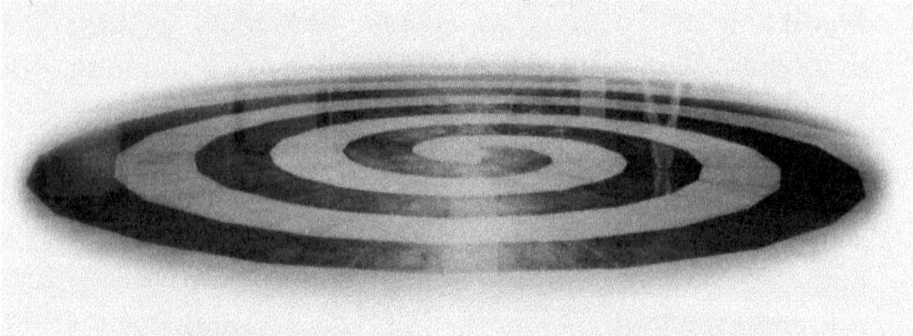

Illustration: Spiralen im Tempel des Guten Willen

Narada Muni Das

Geburtsname:
Lenny Rader
Alachua, Florida
Geburtsjahr: 1948
E-Mail: LENNYRADER@CS.COM
Vertreiber von Kräuterheilmitteln aus Südamerika

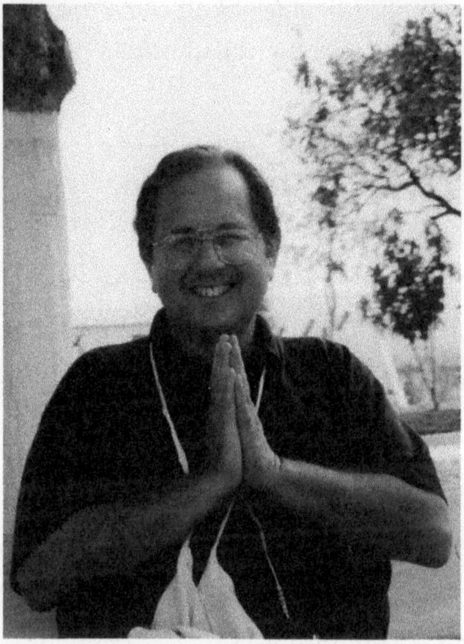

Mit ihren weißen T-Shirts, ihren lautlosen orangefarbenen Dhotis (weite Hosen typisch für Indien), einen weißen Punkt, der ihre Stirn zeichnet und mit einer Hand in ihren Gebetskettenbeutel hoben sich Narada und sein Freund Tribhuvannatha von den anderen Menschen in der Casa de Dom Inácio deutlich ab. Ich bin mir sicher, dass ich nicht die einzige Person hier war, die sich wunderte wie diese Leute der Hari Krishna Bewegung Anfang März 2001 ihren Weg zu Joãos Heiligtum in Brasilien fanden.

An meinem ersten Tag sah ich wie Tribhuvannatha bewusstlos zu Boden fiel, als er einfach nur dastand und sich die Einführungsgespräche am Morgen anhörte, zusammen mit etwa 300 anderen Menschen. Als die freiwilligen Helfer ihn vorsichtig in den Erholungsraum trugen, fiel mir auf wie dünn er war. Narada erzählte mir später, dass Tribhuvannatha zu dieser Zeit Magenkrebs hatte. Als Tribhuvannatha das Bild von Dom Inácio erblickte, fühlte er sich völlig überwältigt durch die

Präsenz der Wesenheiten, so dass er in einem unkontrollierbaren Zustand des Entzückens einfach zusammenbrach.

Die Wesenheiten arbeiten häufig mit Menschen, die nur in der großen Vorhalle stehen oder irgendwo auf dem Gelände der Casa meditieren. Ich wurde gewarnt nicht überrascht zu sein, wenn plötzlich jemand ohnmächtig umfällt. Tribhuvannatha hat die Fähigkeit die Wesenheiten zu spüren, wenn sie an ihm arbeiten. Andere Menschen sagen, dass sie nichts fühlen, aber manchmal entdecken sie eine dünne Narbe an ihren Körpern – Beweis genug dafür, dass sie operiert wurden ohne etwas zu merken.

Am Tag zuvor wurde mir in einem Traum ein Mantra gegeben, welches ich jetzt in Gedanken immer wieder aufsagte: „Liebe beschützt, Liebe nährt, Liebe heilt, Liebe vergibt, Liebe ist dankbar, Liebe ist göttlich.“

Bei Narada wurde Hepatitis C diagnostiziert als er fünf Jahre alt war, ein Virus welcher durch Blut übertragen wird. Er holte sich die Krankheit 1971 bei einer Bluttransfusion, die er bei einer Operation erhielt, welche einen Krebstumor entfernen sollte. Westliche Medizin kennt keine Heilung für Hepatitis C. Die Behandlung verschreibt viel Ruhe und Medikamente, wie Interferon, auf die die Leber nicht besonders gut zu sprechen ist (eine Kombinationstherapie mit Ribavirin wird heute oft benutzt, sie weißt aber sehr starke Nebenwirkungen auf, außerdem kommt es häufig zu Depressionen und Vergesslichkeit). Narada glaubt aber, dass die Chemotherapie noch anstrengender für den Körper ist als Hepatitis. Patienten müssen ihre sexuellen Aktivitäten einschränken, denn der Virus wird durch

Körperflüssigkeiten übertragen und Patienten sterben normalerweise an einer progressiven Degeneration der Leber, einer Zirrhose. Die Schwere von Hepatitis C wird durch Bluttests festgestellt, welche den Enzymlevel beobachten und die Viren zählen.

Narada hat nie irgendwelche konventionellen Medikamente gegen seine Hepatitis genommen. Im Juli 2001 begann er dann bestimmte Kräuter aus dem Amazonas Regenwald zu nehmen. Wie auch immer er bezieht den Fortschritt, den er im Kampf gegen seine Hepatitis macht, auf die Arbeit, die in der Casa de Dom Inácio an ihm durchgeführt wurde. Bei seinem ersten Besuch im März 2001 sagte die Entität zu Narada, dass er heute eine Operation bekomme. Narada musste sich dann entscheiden, ob er sich einer unsichtbaren oder eine sichtbaren Operation hingeben wolle:

> „Ich wollte die physische Operation erleben. Es war ein Akt des Vertrauens für mich. Also entschied ich mich freiwillig für eine sichtbare Operation. Der Prozess begann, während ich im Operationsraum saß und auf die Entität wartete. Etwa eine halbe Stunde lang hatte ich sehr intensive Visionen. Ich sah Jesus Christus zwischen Massen von Menschen. Radha und Krishna, das göttliche Paar, welches die weiblichen und die männlichen Aspekte Gottes repräsentiert, war da und auch der Gründer der Hari Krishna Bewegung Srila Prabhupada.
>
> Dann wurde ich in den Raum der Entität geführt. Ich war bereits in einem veränderten Zustand. Ich war mir Zeit und Raum kaum noch bewusst und sehr entspannt. Die Entität nahm meinen Kopf in seine Hände und bevor ich richtig merkte, was passierte, fühlte ich ein etwa 15 cm langes Instrument in meiner Nase, welches er mehrmals herumdrehte. Ich spürte

keinen Schmerz, aber mir war die Prozedur und das, was in meiner Nase passierte, bewusst. Ich bin seit über 35 Jahren mit spirituellen Praktiken vertraut, welche mir helfen, mich von meinem Körper zu distanzieren, also war dieses Gefühl nicht neu für mich.

Sofort nach dieser Prozedur wurde ich in die Vorhalle gebracht. Am Tag zuvor wurde mir in einem Traum ein Mantra gegeben, welches ich jetzt in Gedanken immer wieder aufsagte: ***„Liebe beschützt, Liebe nährt, Liebe heilt, Liebe vergibt, Liebe ist dankbar, Liebe ist göttlich."*** Deshalb spürte ich nur sehr wenig Angst.

Ich stand vor versammelter Menge auf der kleinen „Bühne" gegen eine Wand gelehnt, als die Entität mit einem chirurgischen Messer benutzte um einen Einschnitt in meinen Unterleib ausführte. Ich spürte nur sehr wenig Unbehagen. Ich erinnere mich, dass sich der Einschnitt wie ein Blitz auf mein Nervensystem auswirkte, aber dass sich meine Aufmerksamkeit sehr schnell auf dramatische Visionen konzentrierte. Ich sah mich selbst vor Gott, in Form von Radha und Krishna, offen daliegen. Tränen der Dankbarkeit rollten über mein Gesicht.

Der Einschnitt war etwa 7cm lang und etwas unterhalb meiner Leber. Es blutete nur sehr wenig. Die Entität steckte seine Finger in die Öffnung und bewegte sie hin und her. Ich glaube, dass er die Energiemuster in diesem Gebiet meines Körpers verändert hat. Er entnahm nichts aus meinem Körper. Nach etwa ein oder zwei Minuten zog er seine Finger wieder heraus, wischte den Einschnitt mit einem Tuch ab und vernähte die Wunde mit ein paar Stichen.

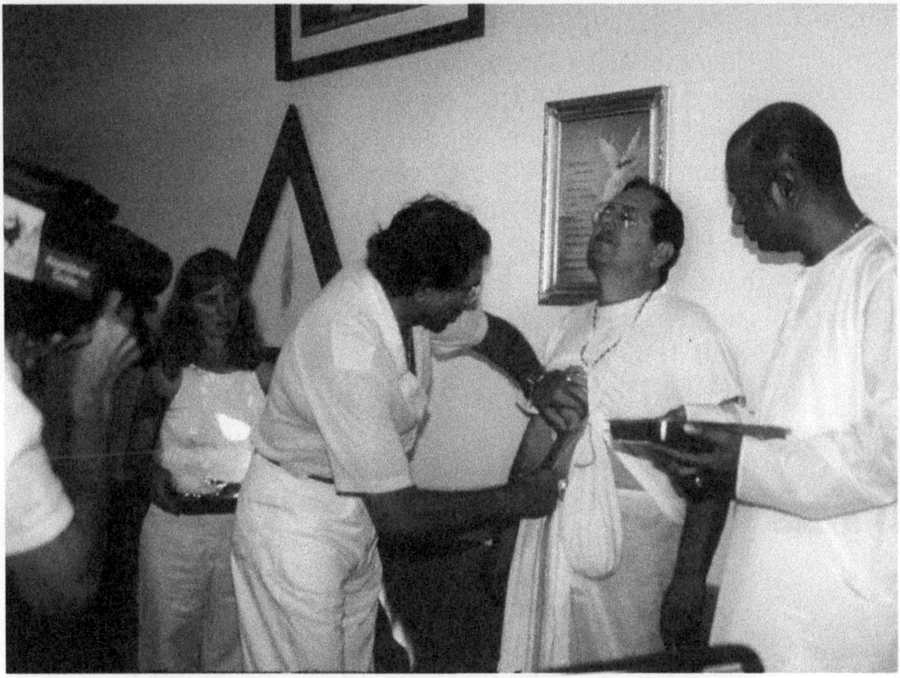

Nach dieser Operation fühlte ich mich für Tage voll von Freude. Ich ruhte mich in meinem Zimmer aus und meditierte und nach 24 Stunden nahm ich wieder an den Meditationen in der Casa teil. Der wichtigste Teil meines Heilungsprozesses nach der Operation war in Meditation zu sitzen und zu beten und die Kräuter zu nehmen, die mir die Entität verschrieben hatte.

Ich bekam noch weitere Geschenke, welche meine Heilung noch verstärkten. Zum Beispiel war ich sehr interessiert wie João die Wesenheiten inkorporierte. Ich wollte es sehen. Eines Morgens stand ich während der Einführung in der Vorhalle. João kam aus dem Meditationsraum, sprach ein paar Worte in Portugiesisch (die ich nicht verstand) und zeigte dann auf mich. Ich ging zu ihm und er nahm eine meiner Hände in seine Hände. Ich schloss meine Augen und in wenigen Sekunden verließ João als Mensch seinen Körper und eine andere Wesenheit übernahm ihn. Ich konnte die Veränderung seiner Energie während der Inkorporation spüren (als ob ihm gesagt wurde, dass ich die Erfahrung wollte). Es ist nur schwer zu beschreiben, was ich in diesen Sekunden fühlte. Ja, es gab eine deutliche Energie. Ich fühlte mich zu einer nicht verurteilenden und von Ursachen freien Liebe für alle Dinge transportiert. Nach weniger als einer Minute ließ er meine Hand wieder los und wandte sich den anderen Menschen zu, die er operieren wollte. *Ich blieb noch für mehrere Stunden in diesem nicht verurteilenden Zustand der Liebe. Ich bin mir sicher, dass dies die Energie ist, welche hilft Krankheiten zu verändern.*"

„Bei meinem jährlichen Bluttest im August war mein Enzymlevel das erste Mal seit fünf Jahren wieder in einem normalen Wertebereich und die Anzahl der Viren hatte sich um 75 % verringert. Ich habe trotzdem noch einen langen Weg vor mir. Klinisch bin ich noch nicht geheilt, aber die bisherigen Resultate grenzen an eine komplette Remission der Symptome. Ich messe dies auch an erheblichen Unterschieden in meinem Energielevel. Es ist mir jetzt möglich die meisten Dinge zu tun, wie zum Beispiel spazieren zu gehen und die meisten Dinge im Alltag zu erledigen. Im Gegenzug dazu war ich vor ein paar Monate doch noch sehr eingeschränkt.

Das zweite Mal kam ich Mitte des Sommers 2001 nach Abadiania. Ich brachte ein paar andere Menschen mit und half ihnen bei ihrer Heilung. Mir wurde gesagt, dass ich wieder komplett gesund

> werden würde. Mir wurde mitgeteilt, dass ich darauf vorbereitet werde Heilarbeit mit den Wesenheiten zu tun. Das war sehr aufregend für mich und etwas, das ich auch sehr gern tun wollte.
>
> Das dritte Mal in Abadiania (September 2001) sah ich die Entität nur einmal. Er sagte mir, dass meine Arbeit im Meditationsraum liegt und dass ich durch das Geben an andere geheilt werden würde."

Narada und ich trafen uns noch einmal im Garten der Casa und sprachen über die Terroristenanschläge in New York und auf das Pentagon. Ich war beeindruckt von der Leichtigkeit und Freude mit der Narada über seinen religiösen Glauben sprach und wie er zur selben Zeit offen war und sich bereitwillig mit mir über meine Perspektiven unterhielt. Aber trotzdem erfüllte seine Einstellung und seine eigene Auffassung über die Dinge alles, was er sagte. Und er zögerte nicht diese Sicherheit mit mir zu teilen – besonders, wenn wir auf die Heilung zu sprechen kamen:

> „Wir haben eine mächtige Kraft in unserem Verstand, welche den Körper beeinflusst. Alles fängt als kleiner Samen auf einer subtilen (spirituellen) Ebene an. Was man hier in der Casa de Dom Inácio lernt ist, dass das spirituelle und das physische tief miteinander verschlungen sind. Wir können physische Veränderungen hervorrufen, indem wir auf der spirituellen Ebene arbeiten. Hier können wir untersuchen wie die spirituelle Arbeit die physische Gesundheit beeinflusst. Wir können das Physische mit dem Spirituellen verbinden und wahrhaftig spirituelle Wesen werden mit spirituellen Intentionen, unseren Körper als ein Gefäß nutzend um unsere Arbeit zu tun."

Sharon Leckie

Neuseeland
Geburtsjahr: 1960
Ehefrau und zweifache Mutter

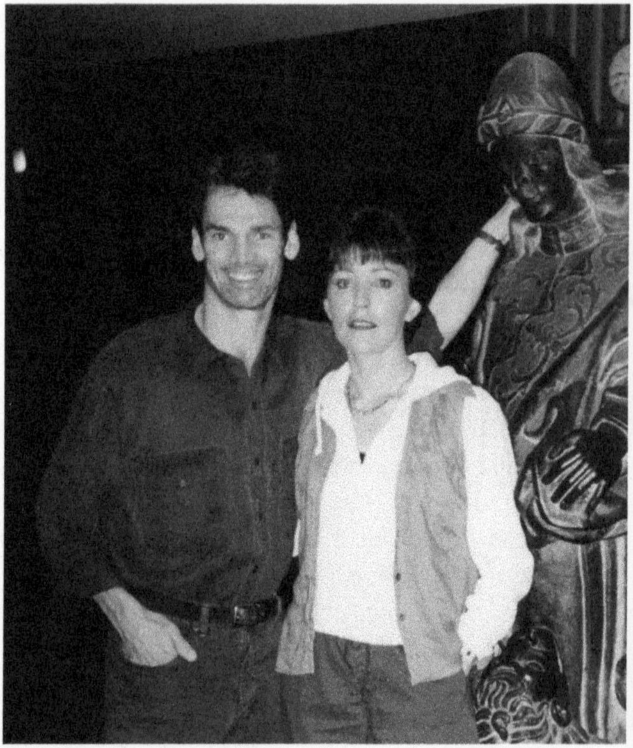

Drew Umber

Neuseeland
Geburtsjahr: 1952
Administrator/ Berater: Hilft Jugendlichen zu erkennen und zu erreichen, was sie am liebsten mit ihrem Leben tun würden, einschließlich des Besuches eines Colleges oder einer Berufsausbildung ihrer Wahl.

1995, im Alter von 35 Jahren wurde bei Sharon Arthritis und eine Degeneration ihrer Hüft-, Wirbelsäulen- und Nackengelenke festgestellt – ein Resultat davon, dass ihre Hüftknochen bei der Geburt zu groß waren. Sie hat Reiki, Massagen, Laserbehandlungen, Akupunktur, Psychotherapie sowie Kräuterzusätze versucht und vieles andere. Nichts von all dem konnte die Degeneration und die stärker werdenden Schmerzen aufhalten. Fast jede Art sportlicher Betätigung war jetzt unmöglich. Sie fühlte sich hoffnungslos und depressiv. Sie war zwar glücklich verheiratet und Mutter von zwei Kindern unter zehn Jahren, aber es gab nur wenige Aktivitäten, die sie mit ihrer Familie gemeinsam ausüben konnte. Ihre Ärzte sagten ihr, dass eine Operation, die die Hüfte ersetzen würde, das Einzige wäre, was die konventionelle Medizin ihr anbieten könnte.

Sharons Freund Drew hatte mit 38 Jahren eine chronische Lymphozytische Leukämie. Diese Art von Leukämie ist in seinem Alter sehr selten und die orthodoxe Medizin bietet keine Heilmethode. Die Ärzte gaben Drew nur wenig Hoffnung.

In einer E-Mail beschreibt Sharon wie sie sich entschieden hat nach Abadiania zu gehen und fügte noch einige Auszüge aus ihrem Tagebuch hinzu:

> „Ich hatte ein hundertprozentiges Vertrauen in meine Reise nach Brasilien, obwohl ich eigentlich überhaupt nicht wusste, worauf ich mich da einlasse. Meine Mutter, die vor kurzem gestorben war, kam in einer Meditation zu mir und legte mir Nahe, dass ich diese Reise im August 2000 unternehmen sollte. Ich entschied mich das Geld zu nutzen, welches sie mir hinterlassen hatte und ich übernahm auch noch die Kosten für Drews Trip, denn seine Fähigkeiten zu arbeiten waren eingeschränkt. Gegen alle Logik reisten wir dann zusammen nach Brasilien."

„Dienstag, der 8. August 2000

Als wir im Flughafen von Auckland eincheckten, hatte Drew große Schmerzen von einer Wucherung, welche den ganzen Lendenbereich und die Hälfte seiner Oberschenkel einnahm. Das Geschwulst entstand etwa zwei Wochen vor unserem Trip nach Brasilien und Drew lehnte die aggressive Chemotherapie ab, die ihm die Ärzte verordnen wollten. Seine Hautfarbe war jetzt irgendwo zwischen gelb und grau.

Ich hatte ein ganz komisches Gefühl in der Magengegend. Was in aller Welt mache ich? Die Chancen, dass Drew den Flug überleben würde, standen sehr schlecht. Da Drew so wenig rote Blutzellen hatte, die ihn mit Sauerstoff versorgen konnten, würde er sehr wahrscheinlich einen Herzstillstand bekommen, sobald das Flugzeug eine gewisse Höhe erreicht hat und der Innendruck vermindert wird, was den Sauerstofflevel im Blut reduziert. Drew fragte seinen Bruder und mich, ob wir als Zeugen sein Testament unterzeichnen würden, damit er es seinem Vater am Flughafen geben könne. Es war eine emotionale Abschiedsnahme mit vielen Tränen.

Es gab nichts weiter zu tun als unser Vertrauen in die spirituelle Hilfe um uns herum zu legen. Während das Flugzeug immer höher stieg, hielten Drew und ich uns fest an den Händen und beteten, damit wir die Hilfe bekommen würden, die wir brauchten. Als wir eine Höhe von 1500m erreicht hatten und Drew ohne Probleme atmete, wussten wir, dass alles gut verlaufen wird. Nach sieben Stunden Flugzeit sagte Drew: „Ich bin so glücklich, dass ich nicht schlafen kann." Meine Erleichterung war unbeschreiblich.

Wir arrangierten den langen Flug, die Übernachtung in Rio, Flughafen Transfer und das Taxi nach Abadiania ohne Probleme und kamen endlich in unserem Hotel an.

Wärme und Liebe flossen mit ungewöhnlicher Stärke durch meinen Körper und verbreiteten Frieden und Gelassenheit.

Mittwoch

Die Menschen, die wir hier getroffen haben, sind bezaubern. Es herrscht ein großartiges Gefühl der Liebe und des Friedens hier in der Casa. Du fühlst die Wärme in deinem Herzen und in deiner Seele von dem Moment an, an dem du ankommst.

Nach etwa zwei Stunden in der Schlange hatten wir es endlich zur Entität João geschafft. Als meine Augen die seinen für einen kurzen Moment trafen, fühlte ich, dass er durch die Außenhülle hindurch direkt in die Seele schaut. Es war ein unbeschreibliches Gefühl, erstaunlich und beängstigend zugleich. Ich konnte nicht aufhören zu weinen.

Nach der Mittagspause gingen wir gegen zwei Uhr wieder in die Casa und saßen im ersten Meditationsraum, um zu meditieren. Ich fand es sehr schwierig längere Zeit zu meditieren, ich war es einfach nicht gewohnt.

Jeden Abend fiel ich sofort in einen tiefen Schlaf und träumte von der Vergangenheit und von Problemen, die ich noch nicht gelöst hatte. Ich würde gegen 2:00 Uhr in der Nacht aufwachen und für zwei Stunden dasitzen, mich mit diesen Problemen beschäftigen und sie dann wegwerfen. Erst dann konnte ich wieder weiterschlafen.

Donnerstag

Drew hatte am heutigen Nachmittag eine ´unsichtbare Operation`. Als er den Meditationsraum betrat, überkamen ihn seine Emotionen und er fing an zu weinen. Er hatte plötzlich leichte Probleme zu atmen und Patricia (eine der Übersetzer) sagte ihm, dass das Unbehagen ganz normal sei und dass die Operation bereits begonnen habe. Kurz nachdem er sich hingesetzt hatte, hatte er ein Gefühl als ob ein 12cm langer Schnitt an seinem Oberschenkel vorgenommen würde. Dieses komische Gefühl dauerte nur ein paar Sekunden lang. Einige Helfer halfen ihm, sich auf eines der Betten zu legen, dort wurde die Operation beendet. Fast eine Minute lang fühlte es sich an *als ob sein Herz richtig durchgeknetet würde um alle negativen Gefühle und alle Schmerzen herauszuquetschen. Für die nächsten zehn Minuten weinte er leise Tränen und dann war alles vorbei.*

Drew wurde nun in den Erholungsraum geführt und von einer Helferin versorgt, die man „Engel" nennt. Sie versorgt die Wunden, deckt dich zu, spricht und singt leise mit einer wunderschönen Stimme, alles auf Portugiesisch. Der Schmerz in seinem Lendenbereich und in seinem Oberschenkel veränderte sich von einem allgemeinen pulsierenden Schmerz in einen dünnen, scharfen Schmerz an der Stelle des Schnittes. Später an diesem Tag konnte Drew zum ersten Mal seit Wochen wieder laufen ohne zu humpeln und die Schwellung an seinem Bein war auch um vieles geringer.

Freitag

Ich hatte meine erste unsichtbare Operation. Nachdem ich ein paar Minuten ruhig dagesessen hatte, fühlte ich mich als ob zwei Fäuste in meine Hüften eindrangen. Erst links und dann rechts, arbeitend und schiebend und versuchend meine Hüftgelenke zu richten. Tränen rollten mir übers Gesicht und ich fühlte mich überwältigt von der Präsenz Gottes. Ich hatte das Gefühl, dass man immer noch an mir operierte, als uns gesagt wurde, dass die Operation vorbei sei.

Ich stand auf, fühlte mich aber leicht schwindlig, mir war übel und mein Körper ließ sich kaum bewegen. Es fühlte sich an, als ob ich aus einer spirituellen Narkose aufwachte. Ich hatte starke Schmerzen in meiner Hüfte. Mir wurde gesagt fünfmal tief einzuatmen, das Positive und Leichte einzuatmen und das Negative und Schwere auszuatmen. Noch immer sehr schwach auf den Beinen ging ich dann in den Erholungsraum.

Die ruhige Stimme von „Engel" ließ mich wahrhaftig die Präsenz von Engeln spüren. Während ich in dem Raum lag, wurden viele andere Menschen hineingebracht. Alle vierzehn

Betten waren belegt, denn die Entität hatte viele Leute sichtbar operiert. Eine Frau hatte Gazestücke auf ihren Augen, die operiert worden waren. Die Gaze war ganz blutig. Als sie eine dreiviertel Stunde später den Raum verließ, waren ihre Augen in Ordnung und nur noch etwas rot.

Nachdem ich meine Suppe gegessen hatte, fuhr ich im Taxi zurück zu meinem Hotel. Ich durfte nach meiner Operation weder meinen Rucksack tragen noch mich sportlich betätigen. Ich verbrachte den Nachmittag im Bett. Es ist schwierig zu erklären, aber ich fühlte mich schwach, müde und desorientiert. Ich hatte Schmerzen, die sich mit dem Gefühl, dass ich völlig in der Liebe der Wesenheiten eingeschlossen bin, wechselten. Wärme und Liebe flossen mit ungewöhnlicher Stärke durch meinen Körper und verbreiteten Frieden und Gelassenheit. Es war wirklich eine wundervolle Erfahrung.

Diese Nacht war ich krank, hatte Fieber und phantasierte. Später entdeckte ich eine 10 cm lange Narbe an meiner Hüfte, welche von meiner Operation herrührte. Mir wurde gesagt, sie regelmäßig mit dem gesegneten Wasser aus der Casa zu waschen. Nach fünf Tagen waren die Schwellungen und Druckstellen verschwunden und mit ihnen auch die Narbe.

Samstag – Donnerstag

Am Samstag wachte ich mich einem schmerzenden und geschwollenen Lendenbereich auf. Während der nächsten vier Tage durchlebte ich unterschiedliche Stadien des Schmerzes, die am Mittwoch fast völlig verschwanden.

Drew und ich verbrachten viel Zeit im Garten der Casa und meditierten. Die Stimmung auf dem Gelände der Casa war wirklich erstaunlich – Gelassenheit, Frieden, stärkend und schön. Ich glaubte, ich könnte in dieser Zeit für immer an diesem Ort verweilen.

Ich erhielt weiterhin jede Nacht emotionale Heilungen durch die Auseinandersetzung mit meinen Träumen. Ich fühlte, dass dies für meine psychische Heilung notwendig war. Ich habe einige spirituelle Dinge gelesen und habe auch ein paar Dinge geschrieben.

Mittwoch

Am späten Morgen ging ich noch einmal für eine Nachkontrolle zur Entität João. Er nahm meine Hand und sagte: „Komm um zwei Uhr noch einmal wieder.“ Anscheinend würde João dann eine andere Wesenheit inkorporieren. Ich war erheitert und fürchtete mich gleichzeitig. Drew wurde auch gesagt, dass er um zwei Uhr noch einmal wiederkommen sollte. Vielleicht war es wichtig für uns die Entität zu sehen, die das erste Mal an uns gearbeitet hatte? Ich weiß es nicht.

Als ich meine erste Kristallbettsitzung hatte, spürte ich wirklich erstaunliche Dinge. Ich fühlte wie meine Knochen in vier verschiedene Richtungen gedehnt wurden, meine Füße wurden gedehnt und gezogen. Ich spürte einen immensen Druck auf meinem Wurzelchakra, mein Stirnchakra und mein Trommelfell und ich spürte ein Brennen in der Magengegend. Und wieder, obwohl es manchmal recht schmerzhaft war, spürte ich ein unbeschreibliches friedvolles Gefühl in mir.

Drew geht es gut, alle haben die Veränderung seiner Hautfarbe zurück in den normalen Bereich bemerkt. Er wacht früh auf und fühlt sich erfrischt. Er braucht auch seine täglichen Ruhephasen nicht mehr. Er fühlt sich jeden Tag nach dem Besuch in der Casa etwas schwach, aber nachdem er geduscht hat, geht es ihm wieder gut. Er schwitzt nicht mehr die ganze Nacht. Er ist bei klarem Verstand und nur noch selten außer Atem. Erstaunlicherweise stört ihn das weiße Mehl, der Käse und der Zucker, welche in vielen der Nahrungsmittel enthalten sind, nicht mehr. Die Masse in seinem Bein hat sich auf ein hartes und gerötetes Gebiet, etwa von der Größe eines Eies reduziert, welches beim Laufen noch schmerzt. Aber sonst ist das Bein wieder in Ordnung. Auch der Schmerz in der Blase ist nicht mehr da. Drew liebt die Meditationszeit. Er sagte, dass er Balance, Wärme und Zentriertheit während der 45-minütigen Kristallbettsitzung heute erfahren hat.

Donnerstag

Ich ging heute Morgen für eine weitere verschriebene Operation in den Operationsraum. Erst passierte gar nichts und dann spürte ich einen fast nicht ertragbaren Schmerz in der linken unteren Rückenhälfte, der dann durch meine linken Eierstöcke ging. Es fühlte sich an als ob ein glühend heißes Eisen durch mich hindurch geschoben würde. Als uns gesagt wurde, dass wir den Raum verlassen können, war mir, wie beim ersten Mal, übel und schwindlig und ich hatte Kopfschmerzen. Ich bekam drei weitere Dosen mit Kräutern verschrieben. Nach der Rückkehr ins Hotel fühlte ich für etwa eine Stunde intensive Schmerzen, die kaum zu ertragen waren. Nach etwa zwei Stunden war es vorbei.

Drew hatte heute Morgen eine weitere Operation, welche sehr subtil verlief. Er fühlte sich gestärkt und in einer guten Stimmung. Seine physischen Schmerzen wurden durch einen ruhigen, zentrierten inneren Raum ersetzt. Ihm wurde auch mitgeteilt, dass diese Zentriertheit seine Stärke sein würde, und dass er sich jetzt aktiver an seiner eigenen Heilung beteiligen könne. Als er seine Hand auf das Geschwulst legte, sagte man ihm, dass er völlig verschwinden würde und durch seine Mitwirkung an seiner eigenen Heilung würde er Lektionen lernen, die er nutzen könne um anderen in der Zukunft zu helfen. Sein Geschwulst wurde um ein Viertel reduziert und war nicht mehr so schmerzhaft.

Gegen 17 Uhr war mein Körper völlig entspannt. Ich spürte eine ganze Menge Bewegung in meinen Gelenken, als ob sie wieder an den richtigen Platz rutschen würden.

Unser spiritueller Weg kann uns nicht von anderen aufgezeigt werden; wir müssen selbst eine Antwort finden.

Freitag

Ich wachte ohne Schmerzen auf, irgendetwas hatte sich ganz bestimmt verändert. Ich fühlte mich anders – leichter, als ob alles jetzt möglich wäre. Obwohl ich mich immer noch schwach und müde fühlte, war meine Heilung sehr deutlich. An diesem Morgen sprach die Entität mit der versammelten Menge und sagte, dass einige ihre Kräuter nicht genommen hätten. Er wies sie an zurückzugehen, ihre Kräuter zu nehmen und dann wieder herzukommen, denn die Kräuter bewirkten eine spirituelle Behandlung vor einer Operation. Es war erstaunlich zu sehen, dass diese Menschen dachten, die Entität würde es nicht merken, und dass sie es verbergen könnten, wenn sie den Instruktionen nicht folgen. Ich ging noch einmal zur Entität João und sagte ihm, dass meine Hüften immer noch schmerzen, und dass ich nicht noch einmal nach Brasilien kommen kann. Er berührte meine Hüfte und sagte: „Es wird dir gut gehen. Setz dich in den Meditationsraum und ich werde den Schmerz aus deinen Hüften entfernen." Ich fragte auch, welchen spirituellen Weg ich einschlagen solle um anderen zu helfen und die Entität antwortete noch einmal: „Setz dich in den Meditationsraum. Unser spiritueller Weg kann uns nicht von anderen aufgezeigt werden; wir müssen selbst eine Antwort finden."

Die Entität sagte zu Drew, dass er im November noch einmal wiederkommen solle und für den Rest des Tages im Meditationsraum sitzen solle. Drew wusste, dass der Level der emotionalen und spirituellen Arbeit, die er vor seiner nächsten

Reise erledigt den Grad der Heilung, den er bekommen wird, beeinflusst.

Wir hatten beide an diesem Tag eine sehr tiefe Meditation. Nach wenigen Minuten der Meditation spürte ich einen starken Schmerz für etwa zwei Minuten. Dieser Schmerz ging von meinem Rücken aus und floss durch meine Hüften aus meinem Körper. Danach war ich völlig schmerzfrei.

Die Entität operierte sichtbar an vielen Menschen, die in der Schlange standen um mit ihm zu sprechen. Es war beeindruckend ihm zuzusehen. Die Entität schnitt den Rücken eines Mannes mit einem Skalpell auf und drückte ein großes lilafarbiges Krebsgeschwür heraus. Er drückte weiter und nach einer Weile nahm er eine Schere und schnitt vier Tumore heraus, danach brach der Mann in einem Stuhl zusammen und wurde in den Erholungsraum gebracht. Es gab noch andere Operationen, bei denen Tumore herausgeschnitten wurden, die ganze Gläser füllten.

Wir gaben eine kleine Party für unseren Herbergsvater Martin mit einer kleinen Band und Kuchen. Drew organisierte, dass „Happy Birthday" in allen Sprachen der anwesenden Gäste gesungen wurde.

Samstag

Heute verließen wir Abadiania mit einer Menge Umarmungen und vielen Photos von unseren neuen Freunden.

Dienstag

Es ist schön wieder zu Hause und bei der Familie zu sein, aber ein Teil von mir wird immer mit Brasilien verbunden sein. Drew kam als ein ganz anderer Mensch wieder, seine Hautfarbe war wieder normal und seine Augen waren klar. Das Geschwür reduzierte sich um ein weiteres Viertel und ist weniger entzündet. Er hat sehr viel Energie, kann gut laufen und ist nicht mehr so unsicher.

Drew sagte: „Der ganze Trip hat mich total verändert. Es war tiefer und effektiver als ich es jemals habe erwarten können. Ich fühle mich unglaublich weich und warm in meinem Inneren und spirituell erhoben. Mir kommen immer noch Tränen der Dankbarkeit, wenn ich an Brasilien denke."

Nicht alle Menschen leiden unter denselben Schmerzen in Brasilien wie Drew und ich; viele Menschen haben auch gar keine Schmerzen. Da es mir unmöglich war in nächster Zukunft nach Brasilien zurückzukommen, erhielt ich meine Heilung in einer kurzen, intensiven Zeitperiode. Auch Drew brauchte eine schnelle Heilung, da seine Krankheit schon so weit fortgeschritten war. Du bekommst was du erfragst, aber nicht jeder kann bei einem Besuch geheilt werden.

Zwei Wochen später

Nach den Erwartungen der modernen Medizin zu urteilen hätte Drew auf dem Weg nach Brasilien sterben sollen. Die Ärzte in Neuseeland waren sehr überrascht zu sehen, dass das Geschwulst an seinem Bein verschwunden war. Es ist ihnen nicht möglich eine Erklärung dafür zu liefern.

Dezember 2000, nach sechzehn Wochen

Nachdem Drew von seinem zweiten Besuch in der Casa zurückgekommen war, konnte er wieder arbeiten. Bevor er ging war ihm in hohem Grad unwohl. Er sagte: „Die Entität instruierte mich alles anzunehmen, was die Ärzte mir anboten um die Symptome zu entfernen, während ich gleichzeitig mit meiner Meditation fortfahren sollte."

Seit meiner Rückkehr hatte ich zwei Operationen von den Wesenheiten, gefolgt von eine vierundzwanzigstündigen Schmerzperiode mit erhöhter Temperatur und einem geschwollenen Bein. Jetzt ist die Schwellung wieder weg. Meine Hüften sind jetzt bedeutend beweglicher, ich habe viel weniger Schmerzen und habe eine viel gesündere Einstellung zum Leben und zu der Spiritualität. Auch meine Kinder haben bemerkt, dass ich als veränderte Person zurückkam, und sie mögen diese Wandlung. Diese Erfahrung hat nicht nur mein Leben verändert, sondern mich auch inspiriert anderen zu helfen. Meine Gesundheit ist um 80 % besser als vorher und ich lebe ein völlig normales Leben.

Dezember 2001

Drew schreibt: „Seit Dezember 2000 hatte ich immer wieder Chemotherapien, Bluttransfusionen, Prednisone gefolgt von einer leichteren Chemotherapie hier in Neuseeland. Ich habe mich geweigert die stärkere Chemotherapie (intravenöse Fludarabine) anzuwenden. Anstelle dessen vertraue ich dem Prozess. Das Leben ist doch wirklich eher wunderbar.

Ich bin gerade von meinem vierten Besuch in der Casa zurückgekommen. Alle meine Symptome, außer einer gewissen Kurzatmigkeit durch eine geringe Hämoglobinzahl, sind praktisch verschwunden und ich lebe wieder ein völlig normales Leben mit Arbeit, mit einer Beziehung, täglichen stundenlangen Spaziergängen am Strand, ich sehe ´normal` aus und fühle mich auch so.“

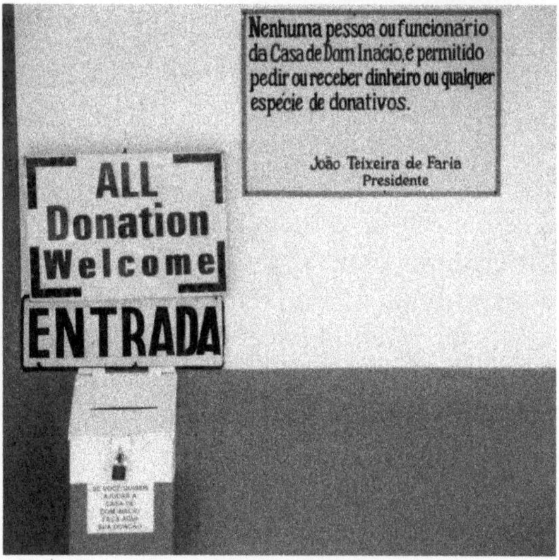

Nenhuma pessoa ou funcionario da Casa de Dom Inácio,é permitido pedir ou receber dinheiro ou qualquer espécie de donativos.
João Teixeira de Faria
Presidente
ALL
Donation
Welcome
ENTRADA

Übersetzung des portugiesischen Zeichens: Keiner Person, die für die Casa de Dom Inácio arbeitet, ist es erlaubt nach Geld oder irgendeiner Art von Spende zu fragen oder dies zu erhalten.

Spendenbox

Fernando Jose Correia Vicente

Portugal
Geburtsjahr 1962
E-Mail: FERNANDOVICENTE@CLIX.PT
Computerunterstützter Designer für Ingenieure und Architekten

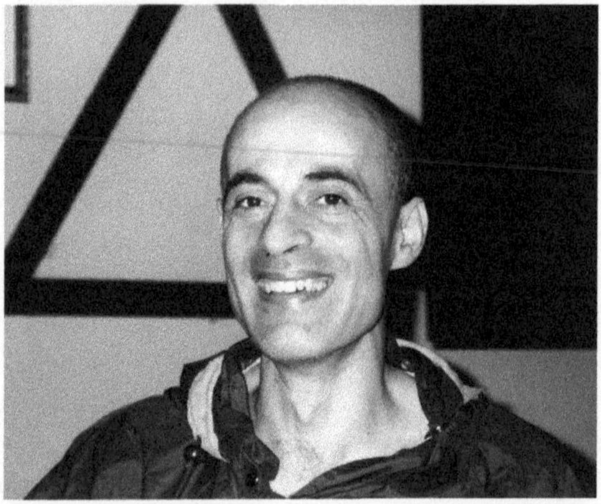

Fernando stand unsicher an der Tür zum Essraum und suchte sich einen Weg durch den Wald von Tischen. Es war schwer für ihn, in einer geraden Linie zu laufen und noch schwerer eine Tasse Tee zu halten oder einen Teller Suppe zu essen. Wenn er sich hinsetzt, fangen seine Arme und Beine unkontrolliert an zu zittern. Normalerweise geht er zwei Schritte und fängt dann an zu laufen, aber der Essraum war zu klein dafür. Er musste sich selbst verlangsamen und sich an Stuhllehnen festhalten, während er sich mit seiner Holzschüssel auf den Weg zum Büffettisch machte.

Susan, eine Australierin, die auch hier wohnte, half Fernando seine Schüssel mit Reis, Hühnchen und Salat zu füllen und sie an seinen Platz zu stellen. Weil er heute besonders nervös war, aß Fernando ohne Besteck und beugte seinen Kopf direkt zur Schüssel hinab. Zum Trinken benutzte er einen Strohhalm. Ich dachte für mich, dass es wie das fortgeschrittene Stadium der Parkinsonschen Krankheit aussieht. Komisch, dass nur seine Arme und Beine zu zittern schienen, während der Kopf und der Rumpf stabil und zentriert waren.

Am nächsten Tag setzte ich mich vor der Meditation neben ihn in die Morgensonne und sagte zu ihm:

„Hi. Ich habe bemerkt, dass sie gestern in der Unterkunft, in der ich auch wohne angekommen sind. Ich bin hier um ein Buch zu schreiben und ich bin am brasilianischen Spiritismus interessiert.“ Ich hielt kurz inne und hoffte, er würde mir sagen, warum er hier in der Casa ist.

Fernando überraschte mich indem er sagte: „Ich bin hier um mein Ego aufzugeben. Ich mag nicht wie ich mit anderen Menschen umgehe. Ich verurteile zu viel. Ich möchte mehr von Herzen lieben.“

Er sprach direkt, nicht beschuldigend und elegant einfach. Er sagte kein Wort über seine physischen Probleme. Er fühlte, dass sein wahres Leiden davon kommt, was er als Beeinträchtigung in seiner Fähigkeit sich selbst und andere zu akzeptieren ansieht.

„Gott schuf alle Geister gleich. Doch jeder von ihnen hat mehr oder weniger Leben hinter sich und folglich mehr oder weniger erfahren. Der Unterschied liegt im Grade ihrer Erfahrung und ihrem Willen, der frei wählen kann. Daher vervollkommnen sich die einen rascher als die anderen, was ihnen wiederum verschiedene Anlagen verleiht.“

- aus Kardecs „Buch der Geister“

Ich wusste sofort, dass Fernando für mich und andere ein Lehrer sein würde. Seine nonverbale Aussage war extrem klar: Wir sind alle hier um lieben zu lernen. Wir sind wie wir erscheinen und der Status unserer Gesundheit ist ohne Bedeutung. Unsere Fähigkeit zu lieben und zu vertiefen ist alles was zählt. Ein paar Tage später, es war mein letzter Tag in Abadiania, erlaubte mir Fernando ihn zu interviewen. Ich nahm an, dass er mir damit die Erlaubnis gab, ihn nach der Diagnose seiner Ärzte zu fragen (als ob der Grund für Fernandos

Anwesenheit zu spirituell wäre, um wahr zu sein). Wir saßen in der Empfangshalle unserer Herberge und er begann über seine Kindheit zu sprechen:

„Mein Vater war ein Perfektionist. Er gab niemals einen Fehler zu. Durch meinen Vater habe ich gelernt einen sehr starken Willen zu haben. Selbst als Kind zitterte ich schon. Ich glaube, dass es eine Reaktion auf den Stress war, der durch die Erwartungen meines Vaters entstand. Als ich vierundzwanzig war, hatte ich das Zittern überwunden, aber eines Tages spürte ich eine gewisse Kälte entlang meiner ganzen Wirbelsäule. Seitdem bin ich viel nervöser und zittere immer etwas, besonders wenn ich beobachtete werde. Als ich dreißig war, arbeitete ich schwer und reinigte Swimmingpools. Ich säuberte zwanzig Becken noch vor 14:00 Uhr, hielt nicht mal inne um eine Pause zu machen oder um etwas zu essen. Plötzlich wurde mein Körper ganz steif und meine Muskeln verhärteten sich. Ich war fast völlig gelähmt.

Wir sind alle hier um lieben zu lernen. Wir sind wie wir erscheinen und der Status unserer Gesundheit ist ohne Bedeutung. Unsere Fähigkeit zu lieben zu vertiefen ist alles, was zählt.

Ich wartete und dachte, dass es schon wieder vorbeigehen würde. Ich zitterte über zwei Wochen sehr stark bevor ich endlich zu einem Arzt ging. Nach einem Monat mit unzähligen Tests im Krankenhaus

> wurde mit „Essentieller Tremor“, ein ideopathischer Zustand diagnostiziert, was einfach bedeutet, dass der Ursprung unbekannt ist und die Behandlungsmethode unklar. Allopathische Ärzte boten Medikamente an, aber nahmen wieder davon Abstand. Anstatt dessen wandte ich mich der Homöopathie, Akupunktur und der spirituellen Arbeit zu. Dies sollte mir helfen zu verstehen und die Wurzel meines Problems zu behandeln. Akupunktur verbesserte die Situation etwas. Als ich dreiunddreißig Jahre alt war, sah ich Anton Jayasurea, einen weltberühmten Akupunkteur in Sri Lanka. Er hatte keine Diagnose für mich, aber fühlte, dass die einhundert Behandlungen, die ich bei ihm hatte, hilfreich waren. Ein holländischer Akupunkteur gab meinem Zustand den Namen *Wind auf der Leber*.“

Als ich Fernando fragte, was er selbst getan hat um diesen Zustand zu behandeln, antwortete er: „Ich weinte viel. Es half mir die Spannungen zu lösen.“ Es war deutlich, dass sein rennender Laufstil auch Spannungen löste, seine Muskeln nicht erschlaffen lies und sein Körper mit Sauerstoff versorgte. Fernando studierte auch *„The Course in Miracles*“, die gechannelten Lehren von Jesus. Er sagte:

> „Ich versuche einer höheren Kraft zu vertrauen als meinem Ego es ist. Ich glaube mein Zittern ist das Resultat des anstrengenden Versuches, den ich unternehme um mich und mein Leben unter Kontrolle zu bringen. Ich will aufhören, dem Leben Widerstand zu leisten und anstatt dessen loslassen, und mich übergeben um mit all dem eins zu werden, das ist. Das kannst du aber nicht tun, wenn du gegen dich ankämpfst und dich selbst zurückweist. Der

> Widerstand erschafft nur noch mehr Hindernisse. Wenn ein ertrinkender Mann sich dem Wasser hingibt, dann geht er nicht unter und kann sich selbst retten. Wenn er dem Ertrinken zu widerstehen versucht und um die Kontrolle kämpft, seine Energie benutzt um herumzuschlagen, wird er sich selbst erschöpfen und ertrinken. Ich lerne mich selbst hinzugeben."

Plötzlich veränderte sich Fernandos Stimme und Tränen füllten seine Augen. Ich fühlte mich als ob ich mich mit ihm in einem „psychischen Fahrstuhl" befinden würde, der im Bruchteil einer Sekunde vom achten Stock in den ersten fuhr.

> „Mein Leben ist öde, wenn ich nicht liebe und mich nicht verbinde. Mein Herz braucht Wärme. Ich muss lernen mich mit anderen zu verbinden ohne zu kalkulieren und ohne eine Strategie anzuwenden, damit ich das erhalte, *was ich brauche*. Ich muss Willens sein ein wenig wohlwollende Kraft von außen an mir arbeiten zu lassen. Ich bin in der Casa de Dom Inácio um mehr über diese Art der Hingabe zu lernen.
>
> *Brasilien spielt eine wichtige Rolle in der Weltspiritualität. Brasilianer schätzen eine reine Verbindung zum Göttlichen. Wenn du auf einen Besuch hierher kommst, kannst du diese Reinheit sehen. Lerne diese auch in dir zum Vorschein zu bringen und sei noch mehr bereit, das Licht Gottes zu erhalten. Ich möchte durch seine Liebe geheilt werden.*"

Mit Tränen in den Augen sagte Fernando:

> „Wenn ich nicht noch mehr zu einem Werkzeug Gottes und seiner Reinheit werden kann, dann ist mein Leben verloren.“

Fernandos Ernsthaftigkeit und sein starkes Verlangen, sich noch tiefer der Liebe hinzugeben, hat viele Menschen bewegt. Innerhalb von zwei Tagen nach seiner Ankunft schenkten ihm zwei großzügige Männer Verpflegung und Unterkunft für seine zwei Monate in Abadiania. Fernando hatte die zweitägige Tour nach Abadiania ganz alleine gemacht. Er hatte gerade genug Geld in der Tasche um die zwei Monate in unserer Herberge bezahlen zu können. (Stell dir mal vor, er musste sich in diesen zwei Tagen von Fremden beim Essen helfen lassen.)

Als Fernando hörte, dass der paraplegische Mann, der neben ihm saß, und seine Suppe aß ein Spekulationskapitalist war (ein Mann, der in Geschäfte investiert um Profit daraus zu schlagen), drehte er sich mit einem Lächeln zu dem Mann um und sagte: „Du solltest in mich investieren.“ Daraufhin erwiderte der Mann mit Liebe und Humor: „Das scheint mir eher ein wackeliges Investment zu sein.“ Jeder am Tisch lachte über diese Aussage.

Irgendwann, auf den Tisch mit zehn Leuten schauend, jeder mit seinen eigenen schweren Problemen, lässt du jede Idee von dem was sein sollte, einfach fallen, bist dankbar für das Drama, welches wir Leben nennen und lachst mit Tränen der Freude und Liebe in den Augen. Ein paar Minuten später hältst du eine Tasse für deinen Nachbar, weil du weißt, dass er ohne deine Hilfe nicht trinken kann.

Ich habe Fernandos Geschichte mit eingebracht, weil sie in vieler Hinsicht die nie endende Geschichte jeder Seele ist, welche dieses Leben benutzt, um ein liebevolleres Wesen zu werden. Fernando und ich trafen uns nur kurz, denn er kam in Abadiania an, als ich schon fast wieder abreiste. Und doch schien Fernando so wunderschön die Essenz, warum Menschen leiden, in Worte zu fassen und ebenso konnte er ausdrücken, was sie brauchen um ihr Leiden zu beenden. Krankheiten, Zustände des Körpers, welche uns „unnormal", ängstlich, depressiv machen – es mag allein aus unglücklichen Umständen sein, die nur ein wenig Ballast darstellen, den es auf unseren Weg zur Liebe zu überwinden gilt. Kein Heiler, kein spirituelles Heiligtum, keine Kultur kann uns von unserer Unfähigkeit heilen, uns mehr der Liebe hinzugeben. Wie auch immer, jede Person, die wir treffen, egal ob sie ein Heiler ist oder nicht oder eine Person, die nach Gesundheit sucht, kann ein wichtiger Teil auf unserer Reise sein. Es liegt an uns, ob wir diese spirituelle Verbindung in unsere Leben hineinlassen.

Zehn Wochen nachdem ich Fernando getroffen habe, schrieb er mir aus Portugal.

> „Es ist offensichtlich, dass ich leide, aber ich würde die Geburt meiner wahren Identität nicht für ein körperliches Wohlergehen eintauschen. Es ist mir bewusst, dass das was für mein Ego gut und attraktiv ist, nicht unbedingt auch gut für mein Wachstum und das Erscheinen meines wahren Selbst ist. Tief in mir denke ich, dass ich ein großes Vertrauen in die Gerechtigkeit des Lebens habe."

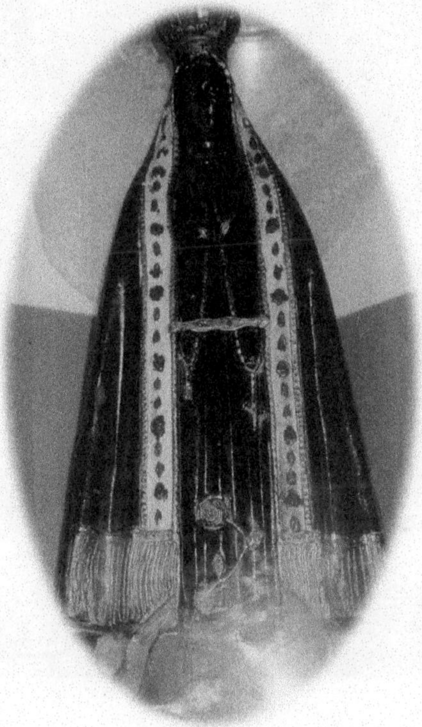

Illustration: Skulptur der Schwarzen Madonna in der Casa

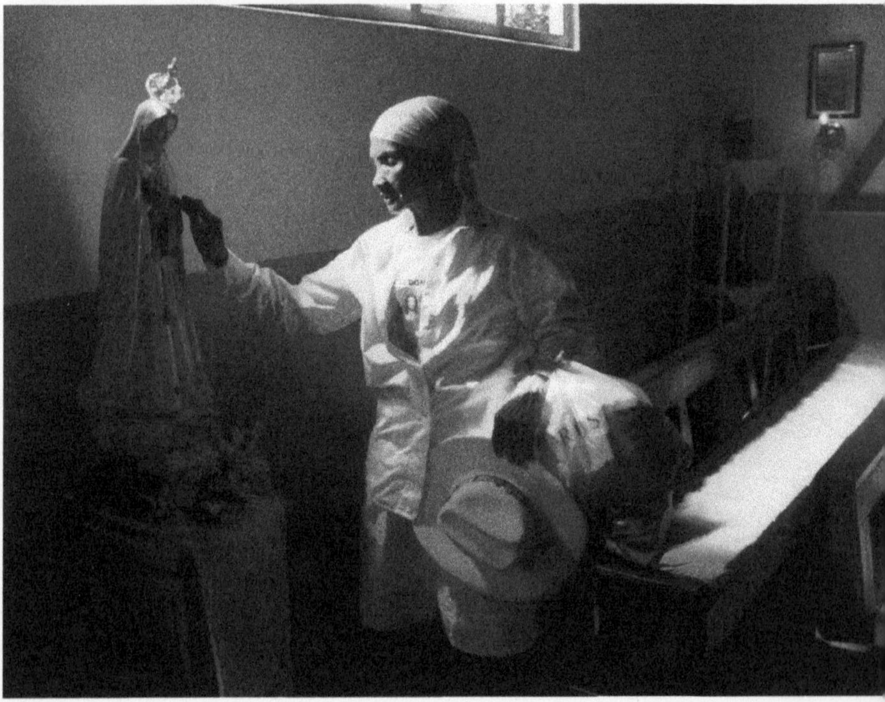

Brasilianisches Medium nach der morgendlichen Meditation in der Casa

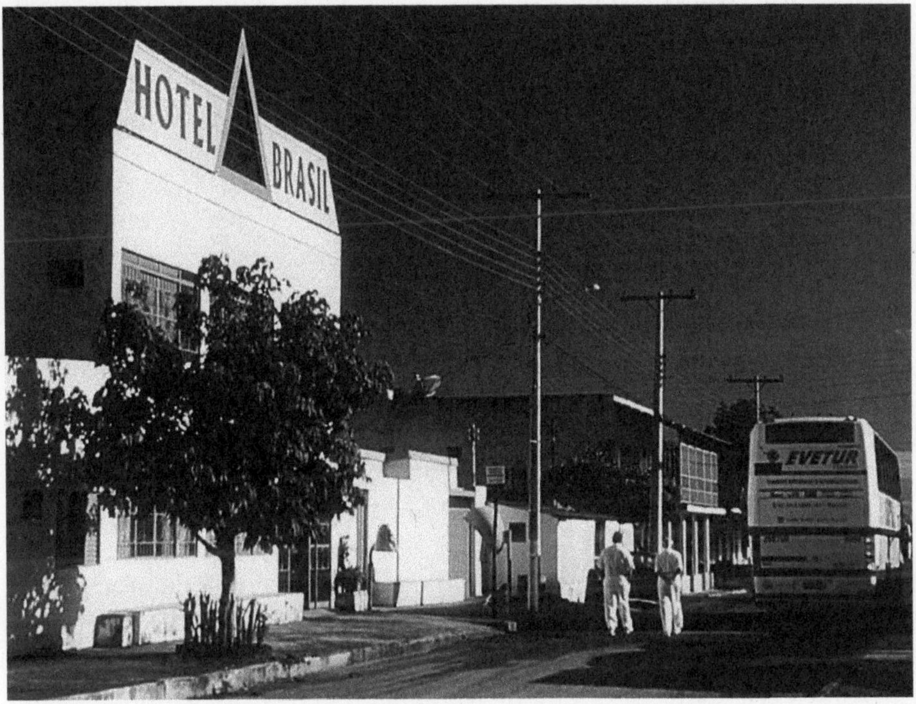

Avenida Frontal, Abadiania: in Richtung der Casa

Teil 5: Das Leben in der Casa de Dom Inácio

Am frühen Morgen bewegt sich eine lange Schlange von Menschen, die die unterschiedlichsten physischen und mentalen Probleme der Menschheit mit sich tragen, langsam auf die Casa zu. Es sind Individuen jeden Alters, jeder Körpergröße und jeder Hautfarbe. Fast jeder hat es mit AIDS, Krebs, Angst, Lähmungen, mentaler Unterentwickeltheit, Herzkrankheiten, Abhängigkeiten oder einer anderen Art von Krankheit zu tun. Wenn sich Menschen das erste Mal treffen, fragen sie: „Woher kommst du?“ und als nächstes „Warum kommst du den ganzen Weg bis hierher…? Was willst du hier heilen lassen?“ Wir reden über die physischen Probleme, die wir behandeln lassen wollen, aber unsere Augen zeigen ein Verlangen nach einer spirituellen Ganzheit, nach Hoffnung auf eine tiefere Verbindung.

Wie auch andere Mediziner, die zu Besuch in der Casa waren, dachte ich, dass es mich zur Casa zieht, weil ich die Entität João bei der Arbeit sehen wollte. Ich wollte mit meiner eigenen Energie bei der Arbeit mithelfen und meine Fähigkeit anderen zu helfen verbessern. Ich hatte keine Ahnung wie viel durch das Zusammentreffen mit anderen Menschen bewegt werden würde, wie viel Mut es erfordern würde sich dem Geist zu übergeben, welchen ich hier Tag und Nacht um mich herum in dramatischer Art und Weise wahrnehme.

Verbindung mit dem Heiligen Geist

Als ein Medium mit außergewöhnlichen Heilfähigkeiten, welche die normalen Einschränkungen überschreiten, wird die

Entität João auch „Der Wunderheiler“ genannt. Aber er ist auch ein ganz gewöhnlicher Mann, der den ganzen Tag arbeitet und nicht eher nach Hause geht bis die Wesenheit, die ihn inkorporiert, mit der letzten Person gesprochen hat, die ihn sehen will.

Den Fokus auf João als Spektakel und Wunderheiler zu legen, heißt den wichtigsten Teil, den er zu bieten hat, zu verpassen. Die Arbeit der Casa besteht nicht darin João in den Augen der Welt zu etwas Besonderen zu machen, sondern uns alle an unsere Fähigkeit zu erinnern uns mit dem spirituellem Reich zu verbinden. Erinnere dich, dass nicht die Wesenheit in João, sondern João selbst jeden Tag sagt: „Nicht ich bin es, der heilt, sondern Gott“. Joãos größte Gabe ist es, uns sehen zu lassen wie eng verbunden wir mit den höher entwickelten Geistwesen und *der Energie, die wir Gott nennen,* sind. Seine Arbeit ruft uns auf, unseren eingeschränkten Glauben über unsere Trennung vom Geist aufzugeben; unsere Ängste loszulassen und nach Gottes Nähe zu greifen. João und seine Helfer ermutigen Besucher immer wieder, indem sie sagen: „In Gott sind alle Dinge möglich.“

Joãos Arbeit ist *spirituelle Heilung*. Er geht an die Wurzeln der Probleme im spirituellen Körper und eliminiert sie dort. Diese psychische Operation muss nicht unbedingt mit irgendetwas zu tun haben, was wir physisch nennen würden; anstatt dessen eliminiert sie die Vorhaben oder die Saat, welche die Probleme hervorrufen. In der Bibel steht: „Am Anfang war das Wort und das Wort war Gott.“ In diesem Fall war am Anfang eine subtile Intention, die nicht physisch war, und diese Intention manifestierte sich später in der physikalischen Welt. In der Heilung durch Glauben betritt der Heiler energetisch den Körper des Patienten und entfernt das Problem auf einer manifestierten Ebene. Spirituelle Heilung und Heilung durch Glauben sind beide sehr subtil, aber grundlegend verschieden.

Der Grund, warum João als Mensch und auch als Entität Ärzte, die zu Besuch sind, einlädt an seiner Seite zu stehen, wenn er physische Operationen vornimmt, ist der, dass er sie dabei unterstützen will ihr eigenes Potential im Bereich des spirituellen Heilens zu erkennen. Sie sollen lernen wie sie die spirituelle Heilung in ihre Arbeit in den Kliniken und Krankenhäusern einbringen können und wie sie somit zu einem Gefäß für den Geist werden können um diese Fähigkeit auch auf andere zu übertragen. João heißt auch Fotographen und Filmemacher, welche seine Arbeit aufnehmen wollen, aus demselben Grund willkommen, denn sie tragen dazu bei die Kraft des spirituellen Heilens zu verbreiten.

Viele christliche Traditionen lehren, dass nur Jesus und die Apostel die außergewöhnliche Gabe des Heilens hatten. 2000 Jahre lang wurden Menschen mit außergewöhnlichen Heilfähigkeiten von religiösen Führern als Gotteslästerer, Ketzer oder Scharlatane bezeichnet. Ich will damit João de Deus nicht den Status eines Christus oder einer seiner Apostel geben, aber wir sollten bedenken, dass gewöhnliche Menschen, wie João, fähig sind den Heiligen Geist durch ihre Körper fließen zu lassen. Es ist nicht nur unser Potential – es könnte sogar der nächste Schritt in unserer Evolution sein. João führt uns vielleicht in den Übergang zu unserer nächsten Bewusstseinsebene. Eine Ebene, auf der wir in direktem Kontakt mit dem Heiligen Geist stehen, welcher uns nicht nur hilft uns als Ganzes zu sehen, sondern uns auch ermächtigt eine heilende Kraft in den Leben anderer zu sein.

Jedem aber wird die Kundgebung des Geistes zu einem nützlichen Zweck verliehen

---

Die Bezeichnung Heiliger Geist sollte uns nicht darauf beschränken nur den einen Teil der christlichen Dreieinigkeit mit einzubeziehen. Die Eigenschaften, die mit dem „Heiligen Geist“ in Verbindung gebracht werden, sind in vielen heiligen Schriften und in vielen spirituellen Traditionen verkörpert. Sie werden nicht auf ein menschliches Wesen bezogen, da die Energie des Heiligen Geistes viel zu umfangreich ist, als dass sie ein Individuum oder ein Name halten könnte. Buddhisten benutzen das Wort *Dharma,* welches sich auf den *lebenden Geist der Wahrheit* bezieht. Die Hindus erschufen das Konzept des Geistes, welches die Schöpfung in Shiva und Shakti, einem Gott und einer Göttin, animierte. Die uralten indischen Texte, die Vedas, entwerfen den Geist Gottes als Allah. Alle menschlichen Wesen aller Kulturen erschaffen eine linguistische Konstruktion um der heiligen Macht eine Form zu geben, obwohl diese Heilige Macht jenseits des Erfassbaren ist.

Spiritistische Doktrin beschreiben die Eigenschaften des Heiligen Geistes (reines Mitgefühl, unendliche Weisheit, erschaffende Energie und das Verlangen anderen zu dienen) in Perfektion. Wenn wir aufhören uns mit unserer Persönlichkeit zu identifizieren und beginnen uns mit unserem höheren Potential zu identifizieren, dann erlauben wir dem Heiligen Geist durch uns hindurchzufließen und wir verkörpern diese Perfektion. Im dritten Teil konntest du lesen wie die Entität Ärzte eingearbeitet hat und sie in ein weiter ausgedehntes Energiefeld brachte, indem sie ihre Energien für die Heilung fokussieren und intensivieren
konnten.

Olga Worrall, eine begabte Heilerin aus den USA, welche oft von Ärzten um Unterstützung gebeten wird, fühlt, dass Menschen, denen die Gabe des Heilens gegeben wurde, die Verantwortung tragen diese Gabe auch zu teilen und weiterzugeben. In ihrem Buch *The Gift of Healing: a personal Story of spiritual Therapie* (1965) bezieht sie sich auf die Bibel um zu illustrieren, dass das Christentum Heilung als einen diversen Ausdruck der Spiritualität akzeptiert:

> *„Nun gibt es Verschiedenheiten in den Gaben, aber das ist derselbe Geist; Und es gibt Verschiedenheiten in den Dienstämtern, und doch ist es derselbe Herr; und es gibt Verschiedenheiten von Wirkungen, und doch ist es derselbe Gott, der alle Wirkungen in allen hervorruft.*
> *Jedem aber wird die Kundgebung des Geistes zu einem nützlichen Zweck verliehen. Zum Beispiel wird dem einen durch den Geist Weisheitsrede gegeben, einem anderen Erkenntnisrede gemäß demselben Geist, einem anderen Glauben durch denselben Geist, einem anderen Gaben der Heilungen durch diesen einen Geist, noch einem anderen Wirkungen von Machttaten, einem anderen das Prophezeien, einem anderen Unterscheidung inspirierter Äußerungen, einem anderen (verschiedene) Arten von Zungen(reden) und einem anderen Auslegung der Zungen(reden).*
> *Alle diese Wirkungen aber ruft ein und derselbe Geist hervor, indem er eine Austeilung jedem entsprechend vornimmt, so wie er will."*
>
> *1. Korinther Kapitel 12, Verse 4-11*
> *Neue-Welt-Übersetzung der Heiligen Schrift*

Ich habe dich eingeladen João de Deus als einen Führer in deiner eigenen Evolution zu sehen, Spiritismus ist eine Sprache um diese Evolution zu entwerfen und die Individuen in der Gemeinschaft um die Casa greifen nach der Einheit mit dem Heiligen Geist. Ein junger Portugiese, den alle hier als „Little João“ kennen als ob man ihn von João de Deus unterscheiden müsste, kam im Mai 2000 als verzweifelter Heroinabhängiger in die Casa. Es dauerte viele Tage bis er aufhörte die Droge zu nehmen und fast ein Jahr um seinen verbrauchten Körper mit Hilfe der Wesenheiten zu heilen. Es war die liebevolle Natur und die Freundlichkeit in den Menschen und der spirituellen Gemeinschaft, welche ihn dazu inspirierten sein Leben zu verändern. Der nächste Schritt in seiner Heilung ist anderen zu helfen ohne irgendetwas als Gegenleistung zu erwarten oder danach zu fragen. Selbstlos stellt er sich als Übersetzer für englisch sprechende Menschen bereit, welche in die Casa kommen um die Entität João zu treffen. Little Joãos Ziel ist es ein Medium zu werden und nach einem Jahr des hingebungsvollen Dienens und Lernens ist er zu einem wissenden und gutmütigen Führer für Reisende geworden, die zum ersten Mal nach Abadiania kommen. Die Helfer in der Casa, wie João einer ist, dienen der Heilung anderer mit ernsthafter liebender Hingabe. Ihr Dienst ist ein Ausdruck ihrer eigenen Reise zu Reinheit und spirituellem Wachstum.

„Auf welche Weise kann der Spiritismus mit zum allgemeinen Fortschritt beitragen? Durch Vernichtung des Materialismus, der eine der Wunden und Plagen der Gesellschaft ist. Da das zukünftige Leben nicht mehr vom Zweifel verschleiert wird, so wird der Mensch besser als bisher begreifen, dass er sich seine Zukunft durch die Gegenwart sicher kann.“

- aus Kardecs „Buch der Geister“

Die natürliche Umgebung

Die Stunden, die ich damit verbrachte die Natur der Umgebung der Casa zu Fuß oder auf einem Pferd zu erkunden, waren für mich immer eine Wohltat. Das zentrale Plateau, auf dem Abadiania liegt, ist über 1000 m hoch über dem Meeresspiegel gelegen. Die Luft ist sehr sauber. Die Sterne scheinen viel näher zu sein. und die Sonnenaufgänge und Sonnenuntergänge sind dramatische Lichtspiele; genau wie die Gewitterstürme, welche periodisch über das Land ziehen und häufig Regenbögen auf ihrem Weg zurücklassen. Im März sind die Hügel mit einem hohen grünen Gras überwachsen. Der Duft der Eukalyptusbäume hängt an sonnigen Tagen in der Luft. Bis zu einhundert grüne Papageien fliegen in einem Schwarm wie eine sich schnell bewegende Wolke am Himmel hin und her, kreischend und schreiend. Hähne krähen vor Sonnenaufgang.

Man nimmt an, dass der Hügel, auf dem die Casa steht hauptsächlich aus Quarzkristallen besteht. Wie auch kleine Kristalle speichern sie elektromagnetische Energie und fördern Kommunikation. Vielleicht ist der Kristall der Keeper der spirituellen Intentionen der Wesenheiten, der Helfer, all der Menschen, die wegen einer Heilung in die Casa kommen und die glauben, dass ihnen von den Wesenheiten der Casa geholfen werden kann.

Die kleinen Bäche, welche aus diesem Hügel heraus und um diesen Hügel herum fließen, werden als spezielle Quellen der Heilung bezeichnet. Manchmal verschreibt die Entität als Teil der Behandlung unter einem besonderen Wasserfall zu sitzen. Man muss die Erlaubnis der Entität haben um den Wasserfall zu besuchen und man muss von einem anderen Menschen begleitet werden, den nur das garantiert, dass der Ort auch weiterhin mit Respekt behandelt wird.

Die ungewöhnliche geologische Natur von Abadiania und die fürsorgliche Verwaltung dieses Platzes könnten auch der Grund sein, warum die Casa als ein „Portal“ bezeichnet wird und unsere Verbindung mit den Wesenheiten, welche die Heilung erbringen, fördert.

Ein Platz des Lernens, des Dienens und der Gemeinschaft

Die Casa kümmert sich um Besucher auf eine Art und Weise, die wir nicht messen können und die uns nicht bewusst ist. Little João glaubt, dass es um die Casa herum eine spirituelle Welt gibt, in der unser Geist studiert und sein Wissen über die ultimative Wahrheit erweitert. Er geht davon aus, dass dieses Lernen in einem veränderten Bewusstseinszustand, wie Meditation oder Schlaf, stattfindet. Der junge João studiert Kardecs Lehren über Spiritismus in wöchentlichen Kursen mit anderen Mitarbeitern und Helfern der Casa. Auf diesem Weg versucht er auf einer unterbewussten Ebene zu lernen und das Gelernte zu einem Teil des empfänglichen Verstehens zu machen. Er ermutigt die Besucher ihre eigenen Studien der Spiritualität als Teil ihrer eigenen Heilung weiterzuführen.

Alle Mitarbeiter der Casa ermutigen Besucher spirituelle Bücher zu lesen, aber sie versuchen nicht sie zu bekehren. Egal, ob wir Spiritisten sind oder nicht, das Lesen von spirituellen Büchern hilft uns unser Denken zu strukturieren, so dass wir unsere Gedanken wie auch unsere Taten mit der spirituellen Evolution in Einklang bringen können. Als Mensch raucht João Zigaretten, aber als Entität hält er die Menschen dazu an mit dem Rauchen aufzuhören. Auch João ist in einem Prozess des In-Einklang-Bringens seiner Gedanken und seiner Taten mit der spirituellen Weisheit. Das Beste, was er zu diesem Zeitpunkt tun kann, ist, sich von seinem Körper zu lösen und als unbewusstes Medium anderen zu dienen. Während er sich weiterentwickelt wird er vielleicht lernen sich selbst mehr in Einklang zu bringen um dann auch bewusst zu bleiben, sich bewusst dazu zu entscheiden ein Instrument Gottes zu sein und seine Heilarbeit fortzuführen, während er völlig präsent ist. Eines Morgens im April 2001 teilte João den Meditierenden in der Casa mit, dass er merke in einem Prozess des Wachstums zu sein damit er ein noch besserer Agent des spirituellen Heilens werde. Er sagte: „Es wird noch mehrere Lebenszeiten dauern bis ich so gut bin wie Chico Xavier."

Während dieses Geständnisses wurde ich mir über die Kraft der spirituellen Gemeinschaft in der Casa bewusst. Niemand kann spirituell wachsen und großartige Arbeit verrichten in einem Vakuum. Die spirituelle Gemeinschaft in der Casa, mit 32 bezahlten Mitarbeitern und über 200 freiwilligen Helfern, welche als Töchter und Söhne der Casa bezeichnet werden, unterstützt die Heilarbeit der Entität. Dies wird offensichtlich, wenn du das erste Mal auf João triffst und die vielen Medien siehst, die in den verschiedenen Räumen meditieren und João bei seiner Arbeit unterstützen. Diese erfahrenen Meditierenden erschaffen Energie durch ihr Eingehen in den heiligen Geist. Sie unterstützen die Entität bei seiner Heilarbeit und die Transformation eines jeden Besuchers bei dessen Heilung.

Es wird gesagt, dass es genauso schwierig ist unser höchstes Potential zu manifestieren wie auf der scharfen Seite einer Schwertklinge zu balancieren. Wir brauchen andere, die im Einklang mit diesem Weg stehen und uns helfen unsere Balance zu halten. Spirituelle Verbündete sind ein Segen und verdienen es, dass man sie schätzt, denn sie helfen uns auf unserem Weg. Die Casa de Dom Inácio und ihre Gemeinschaft, João de Deus mit eingeschlossen, ist ein Ort, den man als Stätte der Heilung und der Lehre – er dient allen, die spirituell wachsen wollen – schätzen muss.

Nachfolgend findest du detaillierte Informationen, welche dir helfen sollen ein besseres Gesamtbild davon zu bekommen wie es ist Abadiania zu besuchen und wie die Casa de Dom Inácio funktioniert.

Jeden Mittwoch, Donnerstag und Freitag kommt João in die Casa um die Menschen zu treffen. Die Sitzungen beginnen morgens um 8:00 Uhr und mittags um 14:00 Uhr. Von 12:00 – 14:00 Uhr ist Mittagspause. Es wird empfohlen, dass die Menschen, die kommen um João zu sehen, weiße Kleidungsstücke tragen. Weiße Sachen sind geeignet für die Meditation und zeigen den Respekt vor der spirituellen Natur des Ortes. Kurze Hosen und Trägerhemden sind fehl am Platz.

Einführendes Gespräch

Am Morgen findet immer zuerst ein einführendes Gespräch statt, welches von jemand geführt wird, der sehr eng mit der Casa verbunden ist. Die versammelte Menge wird erst formell begrüßt, häufig von Sebastian, dem Sekretär und rechter Hand Joãos. Er begrüßt jeden mit Wärme und gibt einem das Gefühl von Ernsthaftigkeit und Respekt für die Schwierigkeiten, die viele hatten um nach Abadiania zu kommen. Sebastian arbeitet seit fast zwanzig Jahren eng mit João zusammen und hat eine große Autorität in der Casa. Ein anderer Mitarbeiter der Casa spricht dann über die Arbeit, die in der Casa vollbracht wird. An manchen Morgen, je nachdem aus welchen Nationen die versammelte Menge besteht, wird erst in Portugiesisch gesprochen und dann noch einmal in Englisch.

Während dieses Gespräches werden die Menschen darauf hingewiesen den Instruktionen der Entität Folge zu leisten. Zusammenarbeit in Verbindung mit der Behandlung, die gegeben wird, ist ein wichtiger Teil der Heilung. Jeder wird aufgefordert die Beine und Arme nicht zu kreuzen, während man in der Casa ist, denn dadurch kann die Energie unblockiert durch den Körper fließen, was wiederum João und auch den Heilsuchenden hilft eine größere Menge an Heilenergie zu absorbieren. Es wird auch um Ruhe während der Sitzungen gebeten. Es gibt ein paar ernährungsbezogene Einschränkungen für Menschen, denen Kräuter verschrieben wurden oder die eine Operation hatten. Diese Einschränkungen müssen so lange eingehalten werden wie die Kräuter reichen, mindestens aber vierzig Tage. Die Menschen, die operiert wurden, werden aufgefordert, die Casa zu verlassen und für 24 Stunden nicht zurückzukommen. Sie sind offen und verletzbar und es wird ihnen nahe gelegt, dass sie sich für mindestens einen Tag ausruhen sollen. Jenen, die zum ersten Mal operiert wurden, sichtbar oder unsichtbar, wird empfohlen von jeglicher sexuellen Aktivität, einschließlich der Masturbation, für mindestens vierzig Tage abzusehen. Das dient dazu die Lebensenergie für die Heilung zu reservieren. Nach einer Operation steht eine Nachuntersuchung an um der Entität die Möglichkeit zu geben den nächsten Schritt der Behandlung zu verschreiben.

Alle sind eingeladen die Gemüsesuppe zu sich zu nehmen, die an den Casatagen nach der ersten Sitzung in der Casaküche serviert wird. Die Suppe ist herzhaft und leicht verdaulich, sie ist außerdem von den Wesenheiten gesegnet und unterstützt die Heilung.

Es gibt viele Menschen aus den verschiedensten Kulturen die dramatische Geschichten von ihrer Heilung erzählen, die sie durch die Arbeit der Wesenheiten und dem Befolgen der Instruktionen und Einladungen erreicht haben. Selbst, wenn du die Sprache nicht verstehst, bekommst du doch ein Gefühl wie sehr die Menschen von ihrer spirituellen Hingabe überzeugt sind. Häufig betet derjenige, der seine Geschichte erzählt, mit den Menschen das Vaterunser und das AveMaria.

Menschen aus allen religiösen Traditionen sind willkommen. Obwohl die Gebete christlich sind und christliche Ikonographie an den Wänden hängt, gibt es einen großen Respekt für alle Glaubensrichtungen. João sagte einmal: „Das Einzige, was wir hier tun, ist dein Vertrauen in Gott zu öffnen. Reflektierend auf die Verschiedenheit unserer Welt kann das einführende Gespräch mal laut mit evangelischer Leidenschaft oder in leiser, liebevoller Verbindung gesprochen werden. Es hängt von der Person ab, die gebeten wurde an diesem Tag zu sprechen.

Sichtbare Operationen beobachten

Manchmal werden die sichtbaren Operationen von der Entität João nach der Einführung in der Vorhalle durchgeführt. Chirurgische Werkzeuge wie Kelly-Klemmen und sterilisierte Messer werden genauso benutzt wie einfache Küchenmesser und gewöhnliche Nähnadeln und Faden um die Wunden zu schließen. Unsichtbare Operationen, bei denen es zu keinem sichtbaren chirurgischen Eingriff kommt, können jederzeit während deines Aufenthaltes in Abadiania passieren oder sogar nachdem du Brasilien verlassen hast. João sagt, dass die eigentlich Arbeit am Energiekörper der Person vorgenommen wird und die Sichtbaren sind für diejenigen, die sich selbst nicht erlauben zu heilen bis sie eine sichtbare Operation hatten.

Wenn João vor den Operationen noch in die Vorhalle kommt, hat er noch keine der Wesenheiten inkorporiert. Als João Teixeira de Faria könnte er für einige Minuten über ganz alltägliche Dinge oder über die Arbeit der Casa sprechen.

Danach inkorporiert er eine Wesenheit. Dieser Prozess ist manchmal kaum wahrnehmbar. Häufig hält João die Hand eines Assistenten für einen Moment, während er die Augen schließt und dann mit seinem Öffnen der Augen, merkt man plötzlich, dass er als Person völlig distanziert ist. Manchmal ist die Inkorporation aber auch sehr dramatisch. Ich habe ihn gesehen wie er in der Mitte der Plattform steht, auf der er die operativen Eingriffe vornimmt. Plötzlich wird sein Körper von Zuckungen übernommen, seine Finger drücken sich in die Handflächen, seine Atmung wird schwer und seine Augen und sein Gesicht spiegeln die Anstrengung wieder. Nach ein paar Minuten sieht er aus, als hätte er an Gewicht zugenommen und sei gleichzeitig leichter geworden.

Casa Mitarbeiter und Helfer, welche João schon seit Jahren begleiten, sagen, dass identifizierbare Charakteristiken der inkorporierenden Wesenheit sofort erkennbar sind. Zum Beispiel sagen die Helfer den fragenden Besucher: „Dr. Augusto ist heute hier." Die Besucher können die Veränderungen leicht wahrnehmen, auch wenn sie die Wesenheiten nicht unterscheiden können. Das Verhalten der Entität reicht von dem eines steifen Perfektionisten zu einem exquisiten liebevollen und einfühlsamen Verhalten. Nach der Inkorporation schaut „er" noch einmal kurz auf die versammelte Menge und geht an die Arbeit.

Normalerweise beschäftigt sich die Entität zuerst mit jeder einzelnen Person, die auf eine sichtbare Operation warten. Nach der Inkorporation kann die Entität die Operationen durchführen, aber es kann auch sein, dass er erst durch die Vorhalle läuft, um gefolgt von ein paar Helfern mit Tabletts, auf denen die chirurgischen Werkzeuge liegen, spontan an verschiedenen Menschen dort zu arbeiten. Er wird nie an einem Menschen einen chirurgischen Eingriff vornehmen, wenn dieser die Arbeit nicht annimmt.

Ärzte, die zu Besuch sind, werden immer eingeladen neben João zu stehen, während er inkorporiert, damit sie dann gleich der versammelten Menge berichten können, was sie gesehen haben.

Wenn eine Operation beendet ist, wird die operierte Person in einen Stuhl gesetzt. Zwei starke Helfer heben die Person mit dem Stuhl an und tragen sie in den Erholungsraum, damit sie sich auf einem Bett ausruhen kann. Wunden von einer Operation werden im Erholungsraum von den Helfern, die dort arbeiten, gereinigt und verbunden.

Der Operationsraum

Nachdem die sichtbaren Operationen ausgeführt wurden, verlässt die Entität die Vorhalle und geht in den Operationsraum für die unsichtbaren Operationen. Dieser Raum, welcher eine Tür nach außen hat, ist der letzte Raum durch den die Besucher gehen, nachdem sie bei der Entität João waren. Im Operationsraum befinden sich Bänke in der Mitte des Raumes und mehrere Betten an den Wänden für Menschen, die nicht sitzen können. In diesem Raum halten sich auch ein paar von Joãos Assistenten auf.

Nach der unsichtbaren Operation in diesem Raum werden die Patienten zum Sekretariat hinausbegleitet. Dort werden Fotos von jeder Person gemacht, Namen, Adresse und Kontaktinformationen werden gesammelt. Die Fotos werden in den Gebetskorb der Entität gelegt. Auf diese Art kann die Arbeit an jeder Person fortgeführt werden, selbst nachdem sie Abadiania verlassen haben.

Der Erholungsraum

Der Erholungsraum ist ein privater Raum mit vierzehn Betten in einer ruhigen Ecke der Casa, er grenzt direkt an die Vorhalle. Der Raum wird dazu benutzt sich um Menschen zu kümmern, die eine sichtbare oder unsichtbare Operation hatten, und einen ruhigen Platz brauchen um sich auszuruhen bevor sie die Casa verlassen.

Es gibt mehrere Mitarbeiter, die in diesem Raum arbeiten und sich um die Menschen kümmern, die Hilfe brauchen, Wunden versorgen, Wasser und etwas zu essen bereitstellen oder emotionale Unterstützung geben, wenn dies notwendig ist. Es kommt nicht selten vor, dass im Erholungsraum Gebete gesprochen werden.

Der Meditationsraum

Nachdem die Entität die sichtbaren und unsichtbaren Operationen beendet hat, formt der Rest der Menschen Reihen um die Entität zu treffen. Es gibt eine Reihe für Menschen, die das erste Mal kommen. Eine andere Reihe für Leute, die ihn schon einmal gesehen haben. Eine weitere für die Nachkontrolle nach einer Operation, bei der die Entität besonders auf den Fortschritt achtet, der seit der letzten Operation gemacht wurde, und die nächsten Schritte der Behandlung festlegt.

Wenn die Entität die unsichtbaren Operationen beendet hat, geht sie in den zweiten Meditationsraum um die Menschen zu treffen. Die Reihen führen in geordneter Art und Weise durch die Meditationsräume, in denen in der Regel 50 – 100 Menschen sitzen und meditieren oder beten. Es werden keine Instruktionen gegeben wie man meditieren oder beten sollte. Die Menschen werden ermutigt es auf ihre eigene Art und Weise zu tun. Aber es wird empfohlen, zumindest für eine gewisse Zeit, aufrecht zu sitzen und die Hände dabei, mit den Handflächen nach oben, auf die Beine zu legen, also einfach offen zu sein. Dies ist eine rezeptive Position, in Harmonie mit dem Offensein für Inspirationen und Hilfe von einer spirituellen Quelle.

In jedem Meditationsraum steht eine Skulptur der Mutter Gottes außerdem hängen andere religiöse oder inspirierende Bilder an den Wänden. Ein großer, klarer Quarzkristall steht gut sichtbar auf einem Tisch neben dem Stuhl auf dem die Entität João sitzt. Wenn du durch die Meditationsräume gehst, kommt es nicht selten vor, dass du die Energie und die positiven Vorhaben der Meditierenden spürst. Normalerweise sagt ein Helfer der Casa laut Gebete auf um den Menschen zu helfen sich zu fokussieren. Musik wird über Lautsprecher in jeden Raum gespielt. Die Musik variiert zwischen klassischer, inspirierender und populärer brasilianischer Musik. Die Variationen der Musik ist sollen den Menschen helfen im Hier und Jetzt zu bleiben.

Nach dem ersten Meditationsraum betritt man den zweiten Meditationsraum, den so genannten „Raum der Entität". Die Entität João sitzt auf einem Stuhl an der Wand auf der anderen Seite. Übersetzer helfen den Menschen, falls dies notwendig ist. Ein paar Helfer der Casa sitzen der Entität gegenüber und meditieren mit geschlossenen Augen. Diese Menschen wurden durch die Entität als Medium anerkannt und aufgefordert ihre Arbeit der Unterstützung zu widmen, die die Entität den Menschen hier zukommen lässt. Es wird auch gesagt, dass die Wesenheiten dir nicht helfen können, wenn deine Augen nicht geschlossen sind. Wenn die Sitzungen am Morgen und am Nachmittag vorüber sind, wird dir ein kleiner Becher mir Wasser angeboten. Das Wasser ist von den Wesenheiten gesegnet. Danach ist es Zeit die Räume zu verlassen.

Die Entität konsultieren

Es wird empfohlen, dass du dich ganz auf dein Problem konzentrierst, während du in der Reihe wartest, um die Entität zu treffen. Wenn du dann dran bist wird die Entität dich erst anschauen, ohne deine Frage gehört zu haben und er wird deine Zustände auf allen Ebenen sehen: physisch, spirituell und emotional. Dies wird als „den Entwurf erkennen“ bezeichnet. Sharon, sie hat ihre Geschichte in Teil 4 erzählt, erklärt: „Die Entität kann alles erkennen – deine Gedanken, deine vergangenen Leben, dein Karma, deine Intentionen und deine jetzigen Aktivitäten. Wenn du vor der Entität stehst, öffnest du deine Seele.

„Was ist im Allgemeinen das Wesen des Gebetes? Es ist eine Handlung der Anbetung. Zu Gott beten heißt an ihn denken, heißt sich mit ihm in Verbindung setzen. Im Gebet kann man dreierlei tun: Loben, bitten und danken.
Kann man auf Nutzen bringende Weise für andere beten? Der Geist des Betenden wirkt durch seinen Willen, Gutes zu tun. Durch das Gebet zieht er gute Geister an sich, die sich dem Guten, das er tun will, anschließen.“

- aus Kardecs „Buch der Geister“

João wurde einmal gefragt: „Wissen die Wesenheiten alles über uns?“ Er antwortete: „Wenn sie mit der Energie Gottes arbeiten, dann wissen sie alles.“ Die Entität ist dann in einer Position um Kräuter oder eine Behandlung zu verschreiben oder auch um deine Fragen zu beantworten. Fragen können sich um jedes Thema drehen, welches für dich wichtig ist. Nachdem dir deine Behandlung verschrieben wurde, die eine Operation einschließen kann, wirst du meist eingeladen in einem der Meditationsräume zu sitzen um zu meditieren. Die Konsultation mit der Entität dauert in den meisten Fällen nur ein paar Sekunden. Mehr Zeit nimmt er sich für Operationen, aber auch diese Prozeduren sind in der Regel kurz.

Die Entität behandelt jede Person in einer eigenen Art und Weise, entsprechend dem Problem des Besuchers oder seiner Intention und auch dem, was ihm Gott vorgibt zu tun. João sagte:

„Jeder, der die Entität João trifft, bekommt genau das, was er oder sie braucht. Wenn deine spirituelle Behandlung zu dem Zeitpunkt, an dem du die Casa verlässt noch nicht abgeschlossen ist, wird sich die Entfernung nicht negativ auswirken; die Arbeit wird fortgeführt, wo immer du auch bist."

Menschen, die keine Intentionen haben den Anweisungen der Entität zu folgen, werden häufig sehr schnell „abgefertigt". Zum Beispiel hatten eine australische Frau und ihre Tochter eine sehr negative Einstellung zur Casa. Sie hatten Angst, dass man ihnen Kräuter verschreiben würde und dass sie keinen Alkohol mehr trinken dürften. Die Entität schaute sie an, verschrieb Kräuter, die für drei Monate reichen würden, winkte sie vorbei und deutete an, dass sie sich in den Meditationsraum setzen sollten – ohne eine weitere Erklärung. Durch das Sitzen in den Meditationsräumen, umgeben von der positiven Energie, würden sie hoffentlich mit sich selbst konfrontiert und verstehen, dass sie aktiv an ihrer eigenen Heilung arbeiten müssen.

Zwei oder mehr Übersetzer stehen immer bereit um englisch, deutsch und spanisch sprechenden Menschen zu helfen. Es wird empfohlen einen Übersetzer aufzusuchen, bevor man sich in die Reihe stellt, um genug Zeit zu haben seine Fragen genau zu formulieren. Das wird häufig getan, bevor die Sitzungen am Morgen und am Nachmittag beginnen. Der Übersetzer wird dann deine Fragen auf einen Zettel schreiben, den du ihm wiedergibst, wenn du vor der Entität stehst. Wenn du an der Reihe bist, die Entität zu treffen, wird der Übersetzer da sein. Er wird den Zettel nehmen und deine Fragen in deinem Beisein der Entität vortragen. Dann wird er dir die Antwort sagen oder eine Notiz auf die Rückseite des Zettels schreiben und ihn dir wiedergeben. Auf diese Weise hast du eine Aufzeichnung von dem, was gesagt wurde und du kannst dir es vom Übersetzer später näher erklären lassen, wenn dies notwendig ist.

Über die Bezahlung der Dienste

Die Casa ist abhängig von Spenden, aber es werden keine Bezahlungen verlangt oder Rechnungen für den Service der Entität ausgestellt. Auch für den Service des Übersetzens wird auch nichts verlangt, ebenso für das Sitzen in den Meditationsräumen oder das Benutzen des Erholungsraumes. *Sie wollen, dass die Arbeit der Casa jedem, unabhängig von seiner finanziellen Lage, zugängig ist.* Wie auch immer, es gibt mehrere deutlich gekennzeichnete Kästen für Spenden in der Casa.

João ist ein gewöhnlicher Mann, welcher sein Geld als Rancher, Minenbesitzer und Autohändler verdient. Er ist Katholik und lebt in einer Ortschaft eine halbe Autostunde von der Casa entfernt. Mit ein paar wenigen hingebungsvollen Mitarbeitern und Helfern organisiert er auch die Dinge, die mit der Casa zu tun haben: das Organisieren der Lieferungen neuer Kräuter und der Nahrungsmittel, die in der Küche gebraucht werden, sowie die Erhaltung dieses Heiligtums und der Gärten.

Eine magische Pille oder ein wundersames Wachstum?

Es gibt einige Menschen, die in die Casa auf der Suche nach einer „magischen Pille" kommen. Sie wollen eine Operation, eine Heilung, Kräuter oder irgendetwas anderes damit ihre Symptome oder ihre Probleme für immer verschwinden und das möglichst sofort. Sie entscheiden sich für ein oder zwei Tage in die Casa zu kommen – genug Zeit die Entität zu sehen, die magische Pille zu erhalten, das Essen zu probieren und wieder zu gehen. „Wenn er das absolut Reale ist", denken sie, „dann sollte er auch fähig sein in ein paar Minuten das zu tun, was getan werden muss."

Das tiefe Verlangen schnelle und effektive Erleichterung zu finden ist verständlich, aber es ist nicht die Arbeit für die João steht. Er will nicht in die Rolle eines Magiers gesteckt werden, der sofortige Heilungen bietet. João de Deus erkennt, dass die Symptome einer Krankheit Teil eines Lebensproblems sind, welches gelöst werden muss. Geistwesen, die durch João arbeiten, können die Saat der Gesundheit und des Wohlbefindens nur aussäen. Die liebevolle Gemeinschaft der Casa, welche auch die Arbeit der Entität einschließt, kann durchaus eine wundersame Heilung hervorbringen und ein schnelles, gesundes Wachstum stimulieren. Wie auch immer, jede einzelne Person muss bereit sein, diese Veränderung in seinem/ihrem Leben zu akzeptieren und zu stärken und aufhören die Negativität zu nähren, welche der Krankheit das Leben schenkt und die Ursache des Übels ist.

Zeit ist notwendig. Zeit sich auszuruhen, nachzudenken, um zu meditieren, um mit anderen zusammen zu sein und füreinander da zu sein. Zeit um den Quellen der eigenen Führung zu zuhören – egal ob dies Gott ist oder das eigene Herz, ein Schutzengel oder was auch immer du willst. Es ist nicht ungewöhnlich für Menschen mehrere Wochen in Abadiania zu bleiben. Aber es wird empfohlen, dass du mindestens zwei Wochen bleibst um für eine Operation und die nötige Erholung genug Zeit zu haben. Die Arbeit mit dir selbst, den Wesenheiten der Casa und deinen eigenen inneren Quellen wird Monate nach deinem Besuch in Abadiania weitergeführt, unabhängig davon, wo du gerade bist.

Die Arbeit mit nach Hause nehmen

Du wirst dazu ermutigt, die notwendigen Veränderungen in deinem Leben vorzunehmen, die deine Heilung unterstützen, nachdem du wieder nach Hause zurückgekehrt bist. Wichtige Elemente dieser weiterführenden Arbeit sind: eine vollwertige Ernährung, dabei auf Einschränkungen achten, die notwendig sind, und sich ausreichend Ruhe gönnen, sich Zeit nehmen für die Meditation und sich mit dem zu verbinden, was du als Geist bezeichnen würdest. Besondere Hingabe sollten die aufbringen, die noch einmal zur Casa zurückkommen müssen, denn die Kräuter bereiten deinen Körper und die Meditation bereitet deinen Geist auf noch folgende Operationen vor. Die Zellen brauchen Zeit sich zu regenerieren und das Gewebe benötigt Zeit um sich zu erholen.

Ich glaube, die größte Lektion in der Casa ist zu lernen die Verantwortung für seine eigene Erholung zu übernehmen. Die Wesenheiten können nur ihren Teil tun, ein großer Anteil an der Heilungsarbeit fällt auf jeden Einzelnen, gleich ob du zur Casa zurückkommst oder nicht. Viele Dinge beeinflussen die Intensität der Erholung, auch dein Karma. Das heißt, wenn du nicht sehr fürsorglich mit anderen umgegangen bist, und anderen geschadet hast um deine eigenen Wünsche zu erfüllen, dann musst du dieses Problem mit den Betreffenden lösen oder auf eine andere selbstlose Art und Weise diese Sache für diejenigen, die nicht mehr am Leben sind, bereinigen. Eine positive Einstellung zum Leben und zu deinen Mitmenschen ist eine wesentliche Voraussetzung für die Heilung.

Du musst nicht unbedingt eine „religiöse“ oder „spirituelle“ Person sein um nach Abadiania zu gehen oder um die Heilungskräfte dort zu nutzen. Der Wille wieder gesund zu werden, die Verantwortung für seine Krankheit zu übernehmen und Veränderung im Leben bewirken zu wollen, bilden die notwendigen Vorrausetzungen. João sagte: „Jene, die große Entfernungen zurücklegen um hierher zu kommen, haben den Glauben schon, auch wenn sie sich dessen nicht bewusst sind.“

Teil 6: Wohin geht es jetzt von hier aus?

Martin Mosquera arbeitet seit 1998 sehr eng mit João zusammen. Er führt das Team von Übersetzern, welche die Verbindung zwischen der Entität João und internationalen Reisenden, die kein portugiesisch sprechen, herstellen. Martin spricht portugiesisch, spanisch, englisch und deutsch. Ich fragte ihn, ob er mir seine Ansicht über die Casa mitteilen würde. Wir setzten uns auf die Terrasse der zweiten Etage seines Hotels und schauten auf die Straßen von Abadiania, die unter uns lagen. Ab und zu sprang Martins siebenjähriger Sohn Lucas die spiralförmigen Treppen zu uns herauf um etwas Aufmerksamkeit zu bekommen. Martins Frau Fernanda blieb unten und kümmerte sich um das Baby und den Haushalt. Martin erzählte mir, dass:

> die Wesenheiten, die das Licht repräsentieren von der Casa de Dom Inácio angezogen werden. Sie kümmern sich um Wünsche; sie helfen uns engeren Kontakt zu Gott zu finden; sie wollen ihr Wissen über Heilung mit medizinischen Fachleuten teilen.
>
> Abadiania ist ein einzigartiger und kraftvoller Energiepunkt auf der Erde. Die Wesenheiten wollen uns wissen lassen, dass wir in erster Linie Geist sind. Sie wollen uns auf ein ewiges Leben vorbereiten, so dass wir den physischen Tod als Übergang zu weiteren Leben und weiterem Wachstum sehen. Dann würden wir hier auf der Erde nicht mehr so ungeduldig sein. Wir können auf unsere Nahrung und unser Wasser warten. Wir werden mitfühlender und toleranter anderen gegenüber.

Die Entität sagte: „Viele Veränderungen geschehen gerade. Es gibt eine große Schlacht zwischen den dunklen Mächten und den Mächten des Lichtes.“ Die Arbeit in der Casa ist Reinigung. Die Wesenheiten kommen hierher um in unserer Nähe zu sein. Sie sehen Dinge, die wir nicht sehen. Sie helfen uns unser Herz zu öffnen. *Sie helfen uns zu erkennen, dass wir alle ein Wesen sind, und dass es nur eine Religion gibt, welche Liebe genannt wird.* Sie helfen uns zu erkennen, dass alles möglich ist, wenn wir es mit Gott tun.

Einige Menschen, die hierher kommen, fragen nach einem Teelöffel voll Liebe, andere fragen nach Ozeanen. Wenn Besucher wieder nach Hause gehen, nehmen sie diese Geschenke mit zurück in ihre Gemeinschaften. Auf diese Art und Weise tragen wir alle dazu bei die Aura des Planeten zu entgiften.

Ich fühlte mich durch die Worte, die Martin mir sagte, inspiriert und war dankbar, dass er Worte gefunden hatte, um die mysteriöse Arbeit der Casa zu beschreiben. Es ist keine einfache Aufgabe die Werte der Casa in Worte zu fassen. Die Akzeptanz für solche Plätze, die anscheinend so anders sind als unsere normale Welt, variiert sehr stark bei den Menschen.

Nach der Rückkehr von meinem ersten Besuch in der Casa de Dom Inácio im April 2001, gaben einige Mitglieder der Gruppe ihre Erfahrungen bei einem Treffen in der lokalen Universalisten-Unitarianer-Kirche weiter. Als wir unsere Geschichten der Heilungen, die wir gesehen und selbst erfahren haben erzählten, sahen wir erstaunte und ungläubige Menschen.

Es gab ein paar, die die Arbeit der Entität mit eigenen Augen sehen wollten. Sie fühlten intuitiv, dass es etwas Reales war und fühlten sich dazu hingezogen. Sie nickten ruhig während des Vortages und sprachen danach privat mit uns.

Die Lautstärksten waren durch unsere Geschichten unangenehm berührt. Ein Mann, der sehr unterschiedlich dabei reagierte das aufzunehmen, was er gehört hatte, erkundigte sich eindrücklich, fast streitlustig: „Was ist ihre Empfehlung? Was sollte ich von diesen Treffen mitnehmen?“ Er wollte João unbedingt in eine Kategorie pressen – einen Mann, der erfolgreich ohne Antiseptika, Anästhesie oder medizinische Ausbildung operiert. Er wollte einen Weg finden um die Entität João in eine Welt einzupassen, die er als „real“ empfand, oder um unsere Geschichte als unrealistisch abzutun.

Menschen finden es sehr schwierig etwas zu sehen oder über etwas nachzudenken, was sie bis dahin als unmöglich oder nicht existent angesehen haben. William James, Psychologe und Philosoph, sagte einmal: „Wenn es irgendetwas gibt, was die menschliche Geschichte demonstrieren kann, so ist es eine extreme Langsamkeit mit der die akademischen und kritischen Köpfe Fakten anerkennen, welche sich selbst als wilde Fakten ohne Eingang und Ausgang präsentieren oder als Fakten, welche dazu neigen, dass akzeptierte System zu zerbrechen.“

Sie helfen uns zu erkennen, dass wir alle ein Wesen sind und dass es nur eine Religion gibt, die Liebe genannt wird.

Diese Zurückhaltung etwas zu akzeptieren, was fremd ist, trifft für den nicht akademischen Verstand genauso zu. Es wird berichtet, dass als die ersten englischen Schiffe an der Küste Nordamerikas ankamen, sie von den Einheimischen nicht gesehen wurden, obwohl sie viel Platz im Hafen einnahmen. Die massiven Schiffe waren einfach außerhalb ihrer Realität. Es war unmöglich sie wahrzunehmen.

Zeig einem Volk, welches nur Kanus kennt, ein 35m langes Segelschiff und die Reaktion wird Ablehnung sein: „Große Schiffe existieren nicht. Nur Kanus und Flöße existieren.“ Menschen, die mit Dingen konfrontiert werden, die außerhalb ihrer Realität liegen, lehnen diese häufig ganz ab und sind dann irritiert, wenn die erste Person an Land kommt und auf ein Schiff zeigt, das im Hafen liegt. „Er muss lügen oder versuchen mich auszutricksen. Vielleicht ist er verrückt. Weiße Menschen, eine neue Sprache, scharfe Gegenstände aus Metall, Segelschiffe – es ist alles zu neu.“

Ich weiß nicht, ob diese Geschichte über die nordamerikanischen Indianer wirklich wahr ist… sie könnte auch zum größten Teil zweifelhafter Herkunft sein. Wie auch immer, es gibt viele Geschichten, die diesen Punkt illustrieren. Der erste Mann, der sagte, dass die Erde rund sei und nicht flach, wurde als total verrückt eingestuft und öffentlich gedemütigt. Ein neues Schiff bzw. ein neues Paradigma in den Hafen zu bringen, bedeutet also nicht, dass es gleich gesehen oder angenommen wird.

Ärzte wollen sich ändern

Während das Bewusstsein des Erfolges der spiritistischen Zentren in Brasilien wächst, wollen immer mehr Menschen die Aspekte von Kardecs Spiritismus ergründen und/oder in ihre persönliche Heilung oder in die Behandlungen von anderen einbauen.

Ärzte müssen sich nicht mit wohlwollenden Geistwesen verbinden, Engel um Mithilfe bitten oder sich zum Medium ausbilden lassen um sich mit den spiritistischen Heilungsmethoden in Einklang zu bringen. Selbst wenn Engel existieren würden, so haben nur sehr wenige von uns die Augen, die Ohren und das Herz um mit ihnen zu kommunizieren oder sich mit ihnen verbinden zu können. Es ist besser kleine Schritte in unserer Forschungen zu machen. Wir müssen uns erst für neue Möglichkeiten und neue Ansichtsweisen öffnen. Das Lesen wird uns helfen Wege, auf denen wir bisher die Türen für spirituelle Heilungen geschlossen hielten, erneut zu erforschen und genauso wichtig ist es unser neues Potential zu erkunden.

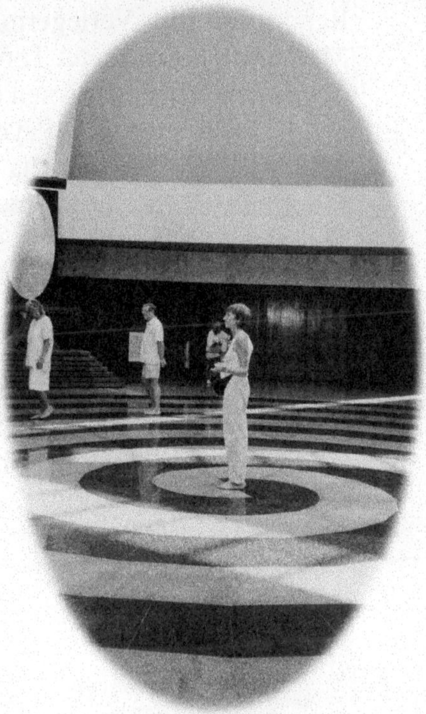

Illustration:
Besucher laufen auf der Spirale im Tempel des Guten Willen

Dr. med. Larry Dossey war Mitvorsitzender der Abteilung für Körper-Geist-Interventionen beim Amt für Alternative Medizin am *National Institute of Health* von 1992-94. Dieses Amt entwickelte sich zum NCCAM. Zurzeit ist er leitender Redakteur von „*Alternative Therapies in Health and Medicine*" einem von Fachleuten veröffentlichten Magazin. Sein Buch „*Reinventing Medicine*" bietet einen konzeptionellen

Rahmen für eine „*Era 3*“- oder „*Eternity*“- Medizin, welche Gebete und Intuition neben anderen Formen der physischen oder Geist-Körper-Behandlungen nutzt. Carolyn Myss, eine Reporterin und Verlegerin, welche zu einem „medizinischen Medium“ wurde, bietet Tonbänder, Lektüren und Workshops an durch die Menschen lernen können ihre psychischen Fähigkeiten zu aktivieren. Zwei Psychiater, Judith Orloff (Autor von „*Second Sight*“) und Mona Lisa Schulz (Autor von „*Awakening Intuition*“) helfen Medizinern sich ihrer intuitiven Fähigkeiten bewusst zu werden, ihnen zu vertrauen und sie zu entwickeln, um ihre Heilpraktiken zu verbessern. Psychologe, Frank Lawlis (Autor von „*Transpersonal Medicine*“) interviewte viele unserer fortschrittlichsten Mediziner, welche Gesundheitsfürsorge neu definieren und die spirituelle Dimension mit einbauen.

Narada, der in Teil 4 interviewt wird, schlägt den Ärzten vor an die Wurzel ihrer Menschlichkeit zurückzukehren und ebenso zum Ursprung ihres Eides, den sie ablegen mussten als sie Ärzte wurden.

> Hippokrates sagte den Ärzten: „Heilt euch selbst“. Ich denke er meinte, dass Ärzte erst einmal erkennen müssen, dass sie etwas anderes sind als das falsche Ego. Sie sind mehr als nur ihr Körper, die Farbe ihrer Haut, der Fortschritt ihrer Ausbildung, ihr sozialer Status, ihr renommierter Beruf, ihr Bankkonto und ihr Erfolg. Sie sind eigentlich spirituelle Wesen, welche sich wieder mit ihrem spirituellen Vorhaben verbinden müssen, um anderen und sich selbst zu helfen und um mehr in Frieden mit sich selbst zu leben.
>
> Wenn Ärzte und Mediziner effektiver arbeiten wollen, müssen sie sich mit ihrem eigenen spirituellen Bewusstsein verbinden. Sie müssen daran arbeiten, dass „Christus-Bewusstsein“ in sich zu

manifestieren. Das heißt, sie müssen für andere Menschen sorgen als wären diese Personen ihre eigenen Brüder und Schwestern um wahrhaft hingebungsvolle Diener der Menschheit zu sein. Wenn Ärzte mit Liebe und Mitgefühl in dieser Art und Weise agieren, werden sich ihre Patienten darauf einstellen und sich tief verbunden fühlen, dann können sie den Patienten helfen sich zu heilen und gesund zu werden.

Persönliche Arbeit und Lesen sind zwei Wege um sich in diesem neuen Paradigma der Medizin zu bewegen. Ein anderer Weg ist es, die Modifikationen von therapeutischen Vorgehensweisen zu erforschen. Zum Beispiel erforschte der Psychiater Brian Weiss Reinkarnationstherapie durch klinische Hypnosetherapie. Man muss nur offen sein für die *Möglichkeiten* der Reinkarnation, um spirituellen Perspektiven zu erlauben, in eine konventionellere Therapie einzufließen. Weiss fand heraus, dass auch Patienten, die nicht an den Spiritismus glauben, Erfahrungen machen, die sich auf vergangene Leben beziehen, und sie dadurch lebenslange chronische Schmerzen und/oder Phobien loslassen können. Sein Erfolg gab anderen Medizinern den Mut sich der Behandlung von Schmerzen und Phobien von einer spirituellen Seite zu nähern. Viele Workshops und Konferenzen unterstützen Mediziner dabei dieses neue Paradigma in ihre medizinische Ausübung mit einzubringen.

Wenn Ärzte und Mediziner effektiver arbeiten wollen, müssen sie sich mit ihrem eigenen spirituellen Bewusstsein verbinden.

Dr. Richard Sandore, der in Teil 3 interviewt wird, sagt: „Wenn der Heiler bereit ist wird der Klient erscheinen.“ Wenn Mediziner ihre Augen öffnen für das, was bei der Heilung, außerhalb ihrer herkömmlichen Ausbildung möglich ist, dann werden sie aufgefordert ihre Intuition zu nutzen. Dies passierte Dr. Erica Elliott, die auch in Teil 3 interviewt wurde. Kurz nachdem sie von ihrem transformierenden Trip zur Casa de Dom Inácio zurückkam, wurde sie aufgefordert energetische Heilarbeit an einem Klienten auszuführen. Das war sehr neu für sie. Sechs Monate später schuf sie das Konzept für einen Wochenendworkshop, in dem sie Krankheiten als einen Ruf nach spirituellem Wachstum definiert.

Wenn du mit einer Krankheit konfrontiert wirst

Ich glaube, dass es viele Leser gibt, die das Buch gerade lesen, die krank sind und nach neuen Perspektiven für ihre Krankheit und deren Behandlung suchen. Viele von euch werden vielleicht Krebs haben und sich gegenüber herkömmlichen medizinischen Behandlungsmethoden ambivalent fühlen und komplementäre medizinische Prozeduren erkunden.

In Teil 3 und in Teil 4 haben Ärzte und Patienten die Casa de Dom Inácio für Heilungen empfohlen. Alle sagen, dass die Reise dorthin von Nutzen war. Ich habe diese Aussagen mit eingebracht um die Vorteile einer spirituellen Heilung zu illustrieren, aber nicht um zu sagen, dass Menschen nach Abadiania reisen *müssen* um von ihren Krankheiten geheilt zu werden. Es ist genau so wichtig, das was dort passiert in dein eigenes Gesundheitsbewusstsein zu übertragen. Die Heilung in den Spiritistenzentren wird durch viele verschiedene Elemente erreicht. Etliche dieser Elemente sind für uns auch erreichbar, wenn wir nicht in einem Spiritistenzentrum, sondern zu Hause sind.

Donna Moseman (siehe Teil 4) beschreibt ganz deutlich die Bausteine ihres Heilungsprozesses. Sie erkannte, dass sie sehr *ehrlich mit sich selbst* sein musste. Sie musste die reine, nackte Wahrheit finden, warum sie leben wollte, bevor sie die Stärke aufbringen konnte den Krebs zu bekämpfen. Durch die Auseinandersetzung mit ihrer persönlichen Wahrheit, konnte sie dann die Zeit und Energie aufbringen um ihre Heilung zu unterstützen ohne sich durch die Wünsche und Erwartungen anderer zu sehr ablenken zu lassen. Die Zeit, die sie allein in Abadiania verbrachte, gab ihr die Möglichkeit für diese persönliche Auseinandersetzung und dafür eine *direktere Verbindung zu Gott* aufzubauen, was für sie ein zentraler Punkt ihrer Heilung war. Donna öffnete sich für die *Möglichkeit, dass wohlwollende Geistwesen auch an ihr arbeiten, wenn sie wieder zu Hause ist*, genauso wie sie in Abadiania an ihr arbeiten.

Das war eine neue Erfahrung für sie, sich selbst in einer so dramatischen Art und Weise für ein nicht auf einen Ort bezogenes Potential spiritueller Heilung zu öffnen. Donna wählte einen allopathischen Arzt, der sehr fähig in westlicher Medizin war, aber auch bereit war, sie auf ihrem Weg in komplementärer Fürsorge zu unterstützen. In einem gewissen Sinne erschufen Donna und ihr Arzt eine eigene Form von „Integrativer Medizin", denn Donna fühlte sich frei mit ihrem Arzt über jeden Modus der Behandlung zu sprechen. Dadurch wurden sie zu einem eingespielten Team und hatten keine Geheimnisse voreinander. Sie wählten zusammen die Gesundheitsressourcen aus, die sie nutzen würden. Donna fuhr fort *spirituelle Texte zu lesen und sich spirituell zu betätigen* und aktivierte dadurch das Bewusstsein, dass das Leben des Geistes in allen von uns größer ist als dieses vorübergehende Leben und seine Umstände. Dies half ihr sich selbst mit der *Evolution des*

Geistes, während des Lebens und in der Zukunft jenseits dieses Lebens, zu identifizieren.

Donna fühlte sehr stark, dass ihre Gemeinschaft von Freunden und Familie der wichtigste Aspekt bei ihrer Heilung war und noch immer ist. Sie fühlt sich umgeben und unterstützt von Menschen jeder Altersstufe. Sie arbeitete mit Menschen in ihrer Nähe, welche sich sehr gut mit Energiearbeit und spiritueller Heilung auskennen.

Eine Sache, die die Casa bietet, und die man selten zu Hause oder in der Wohngemeinschaft findet, ist die Möglichkeit des aktiven Teilnehmens in einer internationalen Gruppe von Menschen jeden Alters, die alle mit mehr oder weniger schweren Krankheiten oder physischen Problemen zu kämpfen haben. Die Heilung wird verstärkt, wenn kranke Menschen in einer unterstützenden Umgebung zusammenkommen um ihre Ängste und ihre Hoffnungen zu teilen, um zusammen und füreinander zu beten. Dr. med. Dean Ornish, Autor, Klinikprofessor an der *University of California Medical School* in San Francisco und Gründer des *Preventive Medicine Research Institute* ist ein Mitglied der *White House Commission on Complementary and Alternative Medicine Policy*. Er war der Erste, der beweisen konnte, dass Herzkrankheiten durch eine Veränderung der Ernährung und des Lebensstils abwendbar sind. Die wichtigsten Veränderungen, die er für den Lebensstil vorschlug, waren die Herzen füreinander zu öffnen und eine Gemeinschaft zu gründen. Medikamente und Operationen entfernen die Symptome, aber sie behandeln nicht die darunter liegenden Ursachen, welche häufig einen großen Teil Einsamkeit, Depression und Isolation in sich tragen. Wenn die Ursachen nicht behandelt werden, kehren die Menschen immer wieder in ihr Krankheitsbild zurück. Dies ist für die betroffenen Personen, Versicherungsgesellschaften und medizinischen Hilfsprogramme sehr schwer, auf einer persönlichen Ebene und auch auf einer finanziellen Ebene.[1]

Klinische Studien zeigen immer wieder, dass Gebete einen großen Einfluss auf die Heilung haben. Das MANTRA-Projekt an der Duke Universität wird von dem Kardiologen Dr. Mitchell Krucoff und der Krankenschwester Susan Craven geleitet. Ihre Resultate zeigen, dass Herzpatienten, die Gebete erhalten haben, 50-100 % weniger Nebeneffekte haben als solche, welche mit Medikamenten behandelt wurden und keine Gebete erhielten.

Das ist eine wertvolle Unterstützung der Heilung, die wir in unserer Gemeinschaft erschaffen können, zusammen mit anderen, die sich auch auf einer Heilungsreise befinden. Die Kommunikation mit anderen Menschen holt uns aus unserer Einsamkeit und Isolation heraus. Wenn wir uns mit Ärzten verbinden und unsere komplementären und alternativen Therapiemethoden offen legen, können wir unsere Beziehung stärken und eine umfassendere Behandlungsmethode aufbauen. (Die meisten komplementären oder integrativen Therapien werden von den Ärzten weder angeführt noch diskutiert).[2] Sich mit anderen Kranken zu verbinden, bietet eine Möglichkeit zu lachen und aus den negativen Gedankenschemen und Ängsten welche eine Krankheit häufig begleiten, herauszutreten. Mauro, der Mann, den ich im Teil 4 interviewte, und der unter AIDS litt, besucht die Casa immer noch alle 45 Tage seit seiner Genesung. Er veränderte seine Rolle in der Gemeinschaft von jemand, der Hilfe braucht, in jemanden der Hilfe anbietet und hilft wo es nötig ist. Durch diesen Dienst hielt er fortlaufenden Kontakt zur Casa und seinen Freunden dort, welche ihn durch seine Krankheit begleitet haben. Er betet und meditiert regelmäßig. Die sich ständig verändernde Gemeinschaft von Menschen auf einer Heilungsreise half ihm dabei seinen Lebensstil nach guter Gesundheit und Nächstenliebe auszurichten.

Zum Heiler werden und ein Heilzentrum eröffnen

Viele der Menschen, die in die Casa geheilt wurden, entschieden sich wie Mauro der Casa weiter zu dienen und/oder ihre Fähigkeiten als Heiler auszubauen. Martin (der im ersten Teil dieses Abschnittes erwähnt wird) fragte João wie Meditation jemanden helfen könne, der seine Fähigkeiten als Medium stärken wolle. Medium João empfahl:

> „Zuerst geh zum Anfang der Schöpfung und dem Schöpfer dieser Schöpfung. Dort findest du unendliche Liebe, unendliche Intelligenz und Weisheit. Bring diese Energie in dich hinein. Sie wird dir auch einen Schutz bieten.
>
> Dann geh in den Planeten hinein, in das Feuer, das im Planeteninneren existiert. Bring diese Feuer in dich hinein. Es wird all das in dir verbrennen, was unrein ist. Die Erde ist auch wie eine Mutter. Sie weiß alles über dich. Du kannst diese Energie nicht anlügen.
>
> Als nächstes, geh mit deinem spirituellen Lehrer oder seiner/ihrer Linie direkt zu Gott und frage, was du für deine Freunde, Familie oder Klienten erbittest. Du könntest nach Segnungen fragen, nach Heilung oder nach Klarheit und vieles mehr.
>
> Frag nicht nach einer bestimmten Wesenheit, die durch dich gechannelt werden soll. Gott wird dir die richtige Wesenheit schicken."

Immer und immer wieder hat die Entität zu den Menschen gesagt, dass…

> „… es nur von dir abhängt, wie du auf dem Weg zum Medium oder der Arbeit in den spirituellen Reichen gehen kannst. Spirituell müssen wir sehr hart an uns arbeiten um das zu erreichen, was für die Arbeit im Geiste notwendig ist. Es ist sehr herausfordernd. Du wirst aufgefordert deine Arbeit der Reinigung fortzuführen und dein egoistisches Verlangen loszulassen und ein Gefäß zu werden durch das der Geist arbeiten kann. Es ist Gott, der die Arbeit vollbringt. Er wird dich als das Instrument benutzen, das du bist. Gott wird *nur* zu dir kommen, wenn du danach fragst.“

João wurde im November 2000 gefragt, ob es irgendeinen anderen gebe der diese Art der Heilung durchführen könne, die er vollbringt. Darauf antwortete João: „Meine Gabe ist ein Geschenk Gottes. Mit Gott sind alle Dinge möglich. Wenn du darum betest diese Dinge tun zu können, die ich tue, kannst du die Gabe erhalten.“ Danach wurde João gefragt, ob es so etwas wie die Casa auch in anderen Ländern geben wird und er antwortete: „Wenn Gott es will – dann wird es viele Plätze geben.“ Für mich bedeutet dies, dass wenn Gott es will es viele andere geben wird, die spiritistische Heilungen durchführen können.

Unsere ersten Schritte in Richtung spiritistische Heilung geschehen nicht durch den Versuch João nachzuahmen oder die Arbeit des Mediums ausführen zu wollen *ohne sich mit tiefer Hingabe der Mission zu widmen, die João de Deus personifiziert.* Es ist unverantwortlich nach Hause zu gehen und ohne Anästhesie zu operieren, nur weil eine innere Stimme dir sagt es so zu tun, oder weil du weißt, dass jemand anderes dies erfolgreich durchführen kann. Besser ist es eine angesehene Schule der Heilung zu kontaktieren, wie zum Beispiel die *Barbara Brennan School of Healing.*[3] Diese Schule bietet ein vierjähriges Ausbildungsprogramm an und stellt Kontakte zu ihren Absolventen her, welche in vielen Teilen der Welt leben.

„Jeder Geist ist dazu bestimmt alle möglichen Befähigungen zu besitzen, aber um sich weiter zu entwickeln muss er einen einzigen und einheitlichen Willen besitzen.“

- aus Kardecs „Buch der Geister“

Es ist keine gute Idee zu erwarten, dass jeder, der sich spiritueller Heiler nennt auch dieselben Möglichkeiten und dieselben Fähigkeiten hat. Wir erwarten auch nicht, dass alle Ärzte gleich kompetent sind, nur weil sie einen Doktortitel haben. Wir wissen, dass manche auf bestimmten Gebieten besser sind als andere. Dasselbe trifft auf spirituelle Heiler zu. Wir können nicht erwarten, dass alle spirituellen Heiler dieselben Fähigkeiten oder dieselbe Begabung haben. Einige sind auf ihrem Gebiet besser als andere. Heiler haben einzigartige Begabungen. Die Brasilianische Spiritistische Föderation in Sao Paulo listet 128 verschiedene Spezialisierungen auf, die von Medien praktiziert werden. Ich hatte eine eindrucksvolle Erfahrung in der Casa, welche mir half die Tür zum Verstehen der Quellen eines Heilers zu öffnen. Am 19. September 2001 meditierte ich im Meditationsraum der Entität als uns gesagt wurde, dass sich Dom Inácio (der Schutzpatron der Casa, nach dem die Casa benannt wurde) am nächsten Tag in João inkorporieren werde. Die Inkorporation von Dom Inácio ist immer besonders herausfordernd für João und er braucht viele Menschen, die während dieser Arbeit meditieren. Am nächsten Tag meditierten Anneke Visser (vgl. Teil 3) und ich zusammen im Raum der Entität mit dem Vorhaben die Entität zu unterstützen. Drei Stunden lang machten wir beide die Erfahrung, dass sobald wir Energie bereitstellten sie genutzt wurde um andere zu heilen. Wir fühlten uns beide leer, völlig leer und gleichzeitig auch voll, weil in unserer Bereitschaft zu dienen, unser Körper das Einzige war, was noch übrig blieb und als Gefäß genutzt wurde durch das die heilende Kraft der Liebe floss. Ich verstehe jetzt die Aussage: „Durch Geben, werden wir erhalten.“

Die tiefe Erfahrung der Heilung in der Casa inspiriert viele Menschen ein Zentrum wie die Casa errichten zu wollen. Das Errichten eines solchen Zentrums in deinem Land heißt nicht, dass es all die Elemente der Casa de Dom Inácio oder irgendeines anderen Spiritisten Zentrums in Brasilien haben muss. Es gibt keine Beschreibung wie man ein solches Zentrum errichtet, du musst den Eingaben deiner eigenen Intuition folgen. Anneke Visser fühlt sich dazu berufen, ein solches Zentrum in Europa zu errichten, höchstwahrscheinlich in Spanien. Sie will, dass sich die Menschen das ganze Jahr über auch im Freien wohl fühlen. Anneke wird viele Menschen anstellen, die in verschiedenen Formen der komplementären Medizin ausgebildet sind und auch optional ein Studium des *Course in Miracles* anbieten.

Brasilien: ein Vorbild im 21. Jahrhundert

Das Verlangen nach einer neuen Art von Gesundheitsfürsorge taucht bei vielen Menschen überall in der Welt auf und ein mächtiges Symbol für diese Bewegung ist ein Gebäude in Brasilia, Brasiliens Hauptstadt. Der „Templo da Boa Vontade“, der Tempel des Guten Willen (TGW) wurde 1989 in Brasilia gebaut. Der Tempel ist über 20 m hoch und Paiva Netto sah ihn in einer Vision als Platz der Meditation und des Rückzuges. Die Wände des Tempels umschließen einen großen offenen Platz. In der Mitte auf dem Boden findet man zwei nebeneinander verlaufende Spiralen. Es gibt keine Rituale im Tempel. Zu jeder Stunde des Tages kommen Menschen aller Glaubensrichtungen um sich in Ruhe hinzusetzen und die Spirale entlangzulaufen. Die Spirale beginnt als Pfad aus dunklem Marmor und symbolisiert die Reinigungsarbeit, welche getan werden muss, während man ins Zentrum geht. Ein Pfad aus weißem Marmor, der wieder vom Zentrum herausführt, symbolisiert den Weg des Lichtes, den man gehen kann, nachdem die Arbeit vollbracht worden ist. In der Kuppel des Tempels, genau über dem Mittelpunkt der Spirale, ist der weltweit größte klare Kristall eingesetzt, der jemals gefunden wurde, und der als Symbol für die Verbindung mit dem Göttlichen dient. Am Ende des weißen Marmorpfades steht ein Altar, ein einfacher Tisch, über dem sich eine artistische Verkündung der vier Elemente: Erde, Luft, Wasser und Feuer befindet. Außerhalb des Tempels brennt eine Ewige Flamme, die die Solidarität aller Menschen mit gutem Willen repräsentiert. Unter dem Tempel, erleuchtet von Oberlichtern in den Wänden, ist ein ägyptischer Raum, ein stiller Raum für Meditationen, der wunderschön mit ägyptischer Kunst dekoriert ist.

Der TGW befindet sich auf einer grasigen Fläche in der Mitte von Brasilia, gegenüber einer Anhäufung von Brasilias besten Krankenhäusern und damit gut erreichbar für Patienten und alle Menschen, die beruflich dort zu tun haben. Der TGW wird auch manchmal als Tempel der uneingeschränkten Ökumene bezeichnet, weil er für das Wohl der irdischen Menschen sowie für spirituelle Wesen erbaut wurde, die beide in einem Prozess der Evolution sind. Alziro Zarur, der Visionär, der hinter der Philosophie des Zentrums steht, glaubte, dass wenn die Menschen ihre spirituelle Herkunft verstehen, es keinen Tod mehr geben wird nur ewiges Leben, dass Gott in ihnen ist, und dass sie dann eine bessere und gesündere Welt erschaffen können. *Nach Netto und Zarur sind wir alle Brüder und Schwestern unter demselben Vater – Gott, ein Synonym für Liebe.*

Foren der Menschlichkeit und spiritueller Interessen werden vom TGW im Weltparlament der Ökumenischen Vereinigung, auch als Forum des Dritten Millenniums bezeichnet, welches sich neben dem Tempel befindet, abgehalten. Dieses fünf Etagen hohe Gebäude, das 1994 feierlich eingeweiht wurde, wurde zu einem Treffpunkt für die Auseinandersetzung mit der *auf Spiritualität basierenden Medizin* und anderen Themen. Der Plenarsaal hat 500 Sitzplätze, eine Panoramaaussicht auf Brasilia, acht Kabinen für simultane Übersetzungen und einen Presseraum. In zwei weiteren Auditorien befinden sich weitere zweihundert und einhundert Sitze. Der Studentenbereich stellt Computer mit Internetzugang für mehr als 12000 Studenten monatlich. Ein Restaurant und eine Snack Bar bewirten die Studenten und Besucher täglich. Das Gebäude ist ein Treffpunkt für alle, die daran teilnehmen eine neue Vision auf der Erde zu verwirklichen. Eine Vision, die auf einer Verbundenheit miteinander und auf Liebe basiert.
Das erste Gebäude, welches in Brasilia, einer Stadt, die in den späten Fünfzigern mit architektonischem Design aus dem Boden gestampft wurde, errichtet wurde, war eine kleine Marmorpyramide im Gedenken an die Vision eines italienische Priesters und Lehrers. Dieser Mann, Dom Bosco, prophezeite 1883, dass eine neue Zivilisation an der Stelle des heutigen Brasilia entstehen würde. Brasilia wurde dann „Die Hauptstadt des dritten Millenniums“ genannt, ein weltlicher Titel für den neuen Standort der Hauptstadt eines Landes, welches noch als „Dritte Welt Land“ gilt. Ein großes Gebäude im Zentrum der Stadt erinnert an den Wert, den die Vision von Dom Bosco hatte. Das Heiligtum von Dom Bosco, dessen Wände fast ausschließlich aus blau und violett gefärbtem Glas bestehen, ist eine der schönsten Kirchen in Brasilia.

Anneke Visser und ich verbrachten drei Stunden im Tempel des Guten Willens, nur ein paar Wochen nach dem Terroristenanschlag auf das World Trade Center in New York

City. Im Zentrum stehend zwischen dem Weg der Dunkelheit und dem Weg des Lichtes betete ich für die Welt. Die Visionen von Dom Bosco und Paivo Netto wurden in dieses Gebäude, in dem ich jetzt stehe, transferiert und sind Trost und Inspiration zugleich. Natürlich, es gibt Menschen und es gab Menschen in den vergangenen Jahrhunderten, welche sehen was getan werden muss um die Menschheit zu ermutigen und um eine Kultur der Verbundenheit, des Gleichgewichtes und der Gleichheit aufzubauen.

Wir sind nicht im Gleichgewicht, wenn 4,5 % der Population der Erde, das entspricht Nordamerika, 30 % der Ressourcen der Welt nutzt.[4] Wie leicht ist es unser Gleichgewicht zu verlieren, während wir um unseren materiellen Wohlstand kämpfen oder versuchen ihn zu beschützen. Wie leicht ist es unsere spirituellen Wurzeln, unsere spirituelle Verbindung und unser spirituelles Schicksal zu vergessen. Wir suchen nach den Terroristen, die die Symbole unseres *American Way of Life* bedroht haben und vergessen dabei auf die Probleme der Länder zu achten, die im Abwasser unseres Konsumverhaltens schwimmen. Wir kämpfen für das Recht unser materialistisches Leben fortführen zu dürfen, anstelle uns mit den anderen an einen Tisch zu setzen und zu diskutieren wie wir diese Ressourcen teilen und Verwalter dieser Erde werden können. Wir haben Angst davor unsere alten Gewohnheiten aufzugeben, selbst wenn diese Gewohnheiten uns zu schlechter Gesundheit, Depressionen, verarmten Gesundheitssystemen, Umweltzerstörung, ökonomischen Verfall und Krieg führen.

Vielleicht ist das der Terror, den wir besiegen müssen: unsere Angst vor Veränderung, unsere Angst allen Menschen als Brüder und Schwestern zu begegnen, unsere Angst vor der direkten Verbindung mit den spirituellen Welten, unsere Angst das aufzulösen was uns von einer spirituellen Verbindung abhält.

Wenn diese Ängste nicht länger frei sind, wenn sie unter Kontrolle gebracht wurden, dann werden wir in der Position sein, eine Welt ohne Terrorismus zu schaffen. Dann können wir eine einzigartige internationale Allianz ins Leben rufen, welche den besonderen Geist jeder Kultur honoriert. Dann können wir weltliche Judikative Systeme schaffen, welche die grundlegenden Menschenrechte aufrechterhalten, und wir können ein Gesundheitssystem schaffen, welches vollständig anerkennt, dass die Gesundheit ein auf Gemeinschaft und Spiritualität basierendes Gut ist.

Für mich ist der Tempel des Guten Willens ein Symbol unserer Veränderung in Richtung dieses neuen Weges. Er inspiriert meine Teilnahme und hilft mir mich mit anderen Menschen verbunden zu fühlen, die meine Intentionen teilen. Vielleicht kann der Tempel auch ein Symbol für dich sein. Paivo Netto sagte: „Noch wichtiger als die Errichtung eines materiellen Tempels ist die Errichtung eines Tempels des lebendigen Gottes im menschlichem Herzen. Es ist notwendig ein menschlich-spirituelles versöhnendes Symbol zu erschaffen, welches die Menschen auf ihrem Weg zur Brüderlichkeit im dritten Millennium führt."

So neu wie dieser Tempel ist, der Grundstein für seine Erschaffung wurde im „Buch der Geister" von Allan Kardec aus dem Jahre 1861, gelegt. Auf seine Frage: „Wird der Fortschritt einst alle Völker der Erde zu einer einzigen großen Nation vereinen?" Kommt die Antwort:

„Nein, nicht eine einzige Nation, das ist unmöglich. Aus der Verschiedenheit der Himmelsstriche entstehen verschiedene Sitten und Bedürfnisse, die die Nationalitäten ausmachen. Darum wird es immer Gesetze bedürfen, die diesen Sitten und Bedürfnissen angepasster sind."

Glossar:

Akupunktur: Eine medizinische Methode, mit welcher Krankheiten behandelt werden und lokale Anästhesie durch das Einstechen von Nadeln an spezifischen Punkten des Körpers vorgenommen wird.

Allan Kardec: Der Verfasser der Lehrsätze des Spiritismus.

Allopathie: Bezeichnung homöopathischer Ärzte für nicht-homöopathische Behandlungsmethoden. Die allopathische Methode versucht, mit solchen Arzneien zu heilen, die etwas völlig anderes; unterschiedliches als das am Patienten Beobachtete bewirken.

Automatisches Schreiben: (in Brasilien auch Psychographie genannt). Ein Prozess, bei dem ein Medium ihrer/seiner Hand erlaubt von einem nicht verkörperten Geistwesen geführt zu werden. Der Zweck ist die Kommunikation mit menschlichen Wesen mittels geschriebener Nachrichten.

Channel: In Brasilien bekannt als „jemand der eine Geistwesen inkorporiert hat"; ein Medium, das einem nicht verkörperten Geistwesen erlaubt ihren/seinen Körper zu benutzen. Der Zweck ist anderen zu dienen durch inspirierte Gespräche oder Heilaktionen.

Channeln: Einem nicht verkörperten Geistwesen erlauben, jemandes Körper zu benutzen, um spezifische Information an andere menschliche Wesen weiterzugeben.

Curandeiro: Ein Begriff der in Südamerika benutzt wird, um einen Medizinmann zu bezeichnen, welcher einheimische

Tradition pflegt und eine starke Verbindung zur Erde hat. Curandeiros wird nachgesagt, dass sie die Macht haben sich von der materiellen Realität zu lösen und subtile und kraftvolle Energien auf andere, in einer helfenden oder auch verletzenden Art und Weise, zu übertragen.

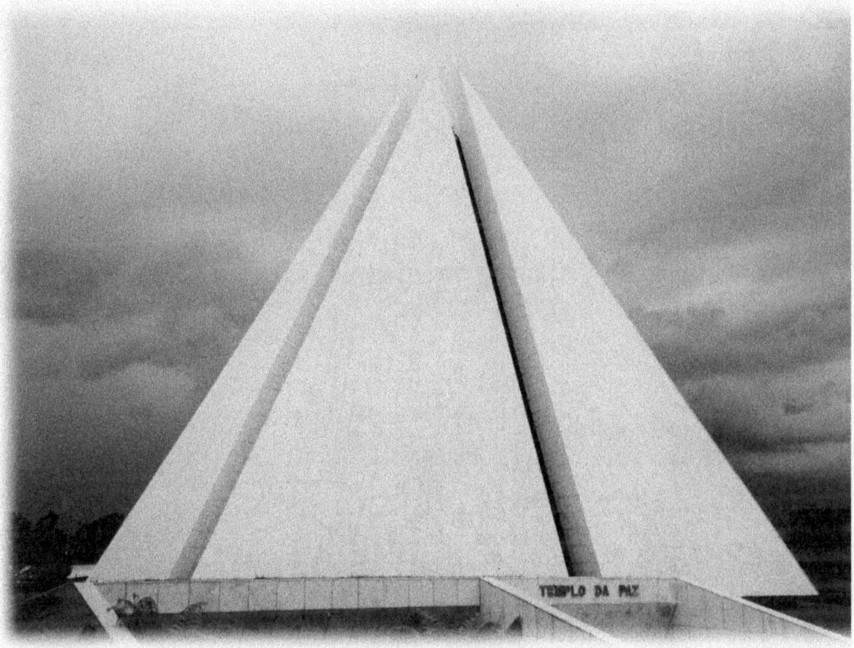

Tempel des Guten Willen

Current: (als „sitzen in Meditation“ bezeichnet). Die Energie, die durch die Medien, die zusammensitzen erschaffen wird mit der Intention eine Heilung zu verstärken, indem man sich für höher entwickelte spirituelle Energien öffnet.

Dämon: Ein Geistwesen, welches den einfachsten menschlichen Instinkten dient, Lust, Neid, Angst, Wut und/oder Zerstörung generiert. Die Intentionen eines Dämons, anderen zu helfen sich spirituell weiterzuentwickeln, werden fast völlig durch seine negativen Intentionen überschattet. Kardec schreibt: „Gibt es Dämonen, so wohnen sie in einer niederen und andern ähnlichen Welt. Heuchler sind sie, die aus einem gerechten Gott einen bösen Gott machen und ihm durch die Gräuel, die sie in seinem Namen begehen, gefallen wollen."

Der Heilige Geist: Die unsagbar erhabene, mächtigste Energie der Schöpfung. Sie hat dic Eigenschaft der Wahrheit, der Kreativität, des unendlichen Wissens, der Gnade, des einen Bewusstseins und des Mitgefühls. Diese universale Energie wird von den Christen als ein Aspekt Gottes angesehen. Bestimmten Elementen dieser Energie werden in verschiedenen Kulturen unterschiedliche Namen gegeben, so zum Beispiel Buddha, Dharma, Shakti, Shiva, Allah.

Disobsession: Eine Praktik des Exorzierens negativer Geistwesen von einer Person, die sich als Opfer von Besessenheit und Zwangsvorstellungen fühlt.

Dispossession: Eine Praktik des Exorzierens negativer Geistwesen von einem physischen Ort oder einer physischen Person.

Energiearbeit: Eine Praktik, bei der Mediziner sich durch das Ausbalancieren von Energien um das Wohl des Körpers bemühen.

Energiekörper: Energie, welche den menschlichen Körper erhält und beschützt. Ein Teil davon ist universal und ein Teil ist sehr persönlich, er ist mit den Einstellungen, Werten und Ansichten des Individuums verbunden.

Engel: Ein Bote oder Gesandter Gottes. Ein hoch entwickeltes, reines Geistwesen, welches der Evolution und dem Schutz fühlender Wesen dient und die Harmonie des Universums aufrechterhält. Nach Kardec haben Engel das überlegene Kommando über alle Geistwesen, die nicht so hoch entwickelt sind, helfen diesen bei der Ausübung der Arbeit ihrer Reinigung und übertragen ihnen Missionen entsprechend dem Fortschritt, den sie schon gemacht haben.

.

Entität: Ein Geistwesen, welches früher einen Körper hatte, und jetzt in einem spirituellen Reich existiert, welches für die meisten Menschen unsichtbar ist. Diese Geistwesen führen ihre Arbeit an ihrer spirituellen Weiterentwicklung fort, dies kann auch die Vorbereitung auf ein weiteres Leben in einem Körper sein.

> Negative Entität: Eine Entität, die durch schlechte Intentionen motiviert wird.
>
> Positive Entität: Eine Entität, die durch die Intentionen anderen bei ihrer spirituellen Evolution zu helfen, motiviert wird.

Exorzismus: Eine Zusammenkunft, im Verlauf derer einem Individuum bei der Freisetzung seines/ihres Anhanges an negativen Entitäten und/oder negativen Gedankenformen (Besessenheit und Zwangsvorstellung) geholfen wird.

Fernheilung: Eine Heilung, die durch einen oder mehrere Heiler stattfindet, welche aber nicht in der Nähe des Patienten sind.

Geister/Geistwesen: Eine Seele bevor sie sich mit einem Körper verbindet; der Teil des Menschen, welcher den Tod überlebt und in einem anderen Reich weiterlebt, der für die meisten Menschen unsichtbar ist. Geistwesen nehmen einen Körper aus Fleisch und Blut an um ihre Reinigung und ihre Erleuchtung zu beschleunigen. Am unteren Ende der Evolution gibt es Geister, welche zerstörerisch, Besitz ergreifend, ignorant, unersättlich sind, und die, in sich wiederholenden negativen Denkformen und Verhaltensweisen gefangen sind. Am anderen Ende gibt es Geistwesen, die weise, glücklich und mitfühlend sind.

Handauflegen: Eine Praktik Heilenergien durch die Hände zu leiten um Gesundheit und Wohlbefinden in einem Patienten hervorzurufen. Reiki Meister bitten bewusst darum, dass die Energie des Heiligen Geistes durch ihre Hände zum Zwecke der Heilung geleitet wird. Die Hände können aber müssen den Körper des Klienten nicht berühren

Hari Krishna Bewegung: Eine religiöse Bewegung, die aus Indien kommt, und Menschen bei ihrer spirituellen Evolution, durch Gebete, Service, Chanting, Studieren und ein hingebungsvollen Leben, unterstützen will.

Hellfühlen: (Clairsentience). Eine psychische Gabe, die einem Medium erlaubt genau zu fühlen, was andere fühlen - ohne vorherige Informationen oder Hinweise.

Hellhören: (Clairaudience). Eine psychische Gabe, die einem Medium erlaubt subtile Wahrnehmungen zu hören, die jenseits der Grenzen der normalen, physischen fünf Sinne stehen.

Hellsehen: (Clairvoyance). Eine psychische Gabe, die einem Medium erlaubt subtile Wahrnehmungen zu sehen, die jenseits der Grenzen der normalen, physischen fünf Sinne stehen. Das kann das Sehen von Energiefeldern beinhalten oder das Sehen der Zukunft, das Sehen, was jemanden in der Vergangenheit zugestoßen ist oder eine Art „Röntgen – Sicht", die in den Körper hineinblickt.

Homöopathie: Eine Methode Krankheiten durch das Verabreichen minutiöser Mengen von Medikamenten, meist organischer Substanzen, zu behandeln.

Immuntherapie: Medizinische Behandlungsmethode, die darauf abzielt das Immunsystem zu stärken.

Inkorporieren: Das bewusste Einladen eines Geistwesens den eigenen Körper für bestimmte Zwecken nutzen zu dürfen, zum Beispiel inkorporiert João de Deus die Wesenheit Dom Inácio zum Zwecke der Heilung.

Karma: Das Gesetz von Ursache und Wirkung auf die spirituelle Evolution bezogen; das heißt, eine Aktion, die durch schlechte Intentionen motiviert wird, führt zu einer negativ motivierten Reaktion. Eine Aktion, die durch liebevolle Intentionen motiviert wird, führt zu einer Reaktion, welche die spirituelle Evolution für jeden vorantreibt, der involviert ist.

Kelly Klemme: Metallisches, scherenartiges Gerät, dessen Ende in einem vierzig Grad Winkel gebogen ist, und welches für medizinische Prozeduren benutzt wird.

Komplementäre Gesundheitsfürsorge: Vorgehensweisen außerhalb der allopathischen Gesundheitsfürsorge. Komplementäre Gesundheitsfürsorge beinhaltet, beschränkt sich aber nicht auf, Ernährung, Chiropraktik, Akupunktur, Massage, Kräutermedizin, Yoga-Therapie.

Lehrsätze (Doktrinen) des Spiritismus: Informationen, die von Medien durch hoch entwickelte Geistwesen gechannelt und durch Allan Kardec systematisch zusammengestellt wurden. Diese Lehrsätze beantworten viele fundamentale Fragen wie zum Beispiel: „Warum sind Menschen hier auf der Erde?“, „Was sollen wir mit unserem Leben machen?“, „Sind nicht verkörperte Geistwesen fähig uns in unserer Evolution zu unterstützen?“, „Wie können wir Gott und die Beziehung von Christus zu Gott definieren?“ und „Ist der Tod etwas, das man fürchten muss?“

Medium: Eine sensitive Person mit psychischen Fähigkeiten, eine Person, die als Instrument übernatürlicher Kräfte dient. Eine Person, die die Fähigkeit hat mit den spirituellen Reichen zu kommunizieren und/oder Nachrichten zu erhalten.

Osteopathie: Ein System medizinischer Anwendungen, das seinen Schwerpunkt auf die Behandlung der Muskeln und Knochen legt, um eine strukturelle Integrität und den Rückgang von bestimmten Störungen zu fördern.

Parapsychologie: Das Studium von PSI-Phänomenen (siehe unten).

Pässe (energetische): Bestimmte Wege über die ein Heiler Energie zu einem Patienten sendet, etwa durch Handbewegungen über und/oder um den Körper herum. Pässe berühren auch manchmal den physischen Körper.

Perfektion: Das Ziel der spirituellen Evolution bezieht sich auf ein Stadium des Bewusstseins, welches durch Freude, Mitgefühl, Wohlbefinden, Weisheit und dem Wunsch anderen zu dienen, gekennzeichnet ist.

Perispirit: Die semimaterielle Hülle die den Geist mit dem Körper während der Lebenszeit verbindet. Sie trägt die Eindrücke vergangener Lebenslektionen und wird durch ein Bemühen um die Zukunft geprägt. Sie ist die Ursache durch die der Geist über Materie herrscht und gleichzeitig Materie über den Geist. Der Perispirit kann jede Form annehmen, welche der Geist für ihn wählt.

Phrenologie: Das Studium des Schädelsaufbaus basierend auf die Annahme, das es für unseren mentalen Charakter und unsere Fähigkeiten prägend ist.

Protokoll: Ein Plan für die Ausführung der Behandlung eines Patienten.

PSI Phänomene/psychische Phänomene: Ereignisse, die mit dem Erlangen von Wissen ohne Stichworte aus einer externe Quelle im Zusammenhang stehen, sie werden häufig als „der sechste Sinn" bezeichnet. Beispiele: mentale Telepathie, automatisches Schreiben, Fernheilung, Channeln, Psychokinese, Hellhören, Hellfühlen, Hellsehen.

Psychokinese: Ein direkter energetischer Einfluss, der auf ein physisches System ausgeübt wird. Er ruft Bewegungen oder innere Veränderungen hervor ohne die Nutzung von physischen Instrumenten.

Seele: Ein verkörpertes Geistwesen; der Teil der menschlichen Intelligenz, welcher den Tod überlebt und in einem Reich weiterlebt, das für die meisten Menschen unsichtbar ist

Spiritismus: Eine spirituelle Bewegung, welche den wohlwollenden interdimensionalen Dialog zwischen Gott, den

Menschen und den Geistwesen nutzt um Wohlbefinden zu erreichen.

Spiritualität: Eine Philosophie die besonderen Wert auf den spirituellen Aspekt des Seins legt; zieht die Möglichkeit in Betracht, dass unser Geist den Tod überlebt.

Spirituelle Anästhesie: Eine Minderung des Schmerzempfindens, die durch ein Geistwesen ermöglicht wird. Diese Form der Betäubung wird häufig von Menschen erfahren, die eine Operation in der Casa de Dom Inácio erhalten. Spirituelle Anästhesie macht es möglich, während einer Operation zu stehen, rational zu denken und sich klar auszudrücken.

Spirituelles Reich: Ein eigenständiges Reich des Lebens, welches nicht in Zusammenhang mit Raum und Zeit steht, und von denjenigen bevölkert wird, die sich zwischen zwei Leben befinden. Die dortigen Wesen können aber trotzdem diejenigen beeinflussen, die verkörpert sind und sich selbst auf den nächsten Schritt in ihrer eigenen Entwicklung vorbereiten. Es gibt verschiedene Stufen der Evolution für die nicht verkörperten Geistwesen, die dieses Reich bevölkern.

Strahlentherapie: Behandlung von Krankheiten durch radioaktive Substanzen.

Training eines Mediums: Training durch Studium und Praxis um die Fähigkeiten eines Medium zu erlangen und weiterzuentwickeln. Dieses Training wird in vielen spiritistischen Zentren angeboten und von Medien überwacht, welche ihre Erfahrung nutzen.

Triage: Die Feststellung von Prioritäten bei der Vorgehensweise ihm medizinischen Bereich.

Übersinnliche Wahrnehmung: Wahrnehmungen, die über die Begrenzungen der fünf physischen Sinne – hören, sehen, riechen, fühlen und schmecken – hinausgehen. Häufig als „Sechster Sinn" bezeichnet, werden übersinnliche Wahrnehmungen oft parapsychologischen Studien unterzogen. Es ist auch ein Mittel, welches von Medien bei der Diagnose und Behandlung von Patienten eingesetzt wird, ohne dass dabei auf die objektive physische Feststellung der Symptome und statistischen Daten zurückgegriffen werden muss.

Unbewusstes Medium: Ein Medium welches sich in einem veränderten Bewusstseinszustand befindet, als würde seine Persönlichkeit schlafen, während es ein Channel für eine nicht verkörperte Wesenheit ist, die dem Nutzen anderer dient. Beispiel: João de Deus channelt zwölf Stunden lang, operiert, spricht mit Hunderten von Menschen und sagt Gebete, aber in seinem normalen Bewusstseinszustand erinnert er sich an nichts.

Unsichtbare Operationen: Eine Heilung die durch einen äußeren Faktor beeinflusst wird, die aber im Inneren des Patienten ohne die Nutzung von physischen Instrumenten oder die Öffnung des Körpers durch eine Operation stattfindet. Gebete werden häufig bei unsichtbaren Operationen benutzt um positive Entitäten und Engel einzuladen, damit sie helfen den Körper und den Verstand ohne eingreifende Prozeduren zu heilen.

Wunder: Eine außergewöhnliche Erscheinung, welche alle menschlichen und natürlichen Kräfte übertrifft und eine göttliche oder übernatürliche Ursache haben, die vor allem Gott zugeschrieben wird

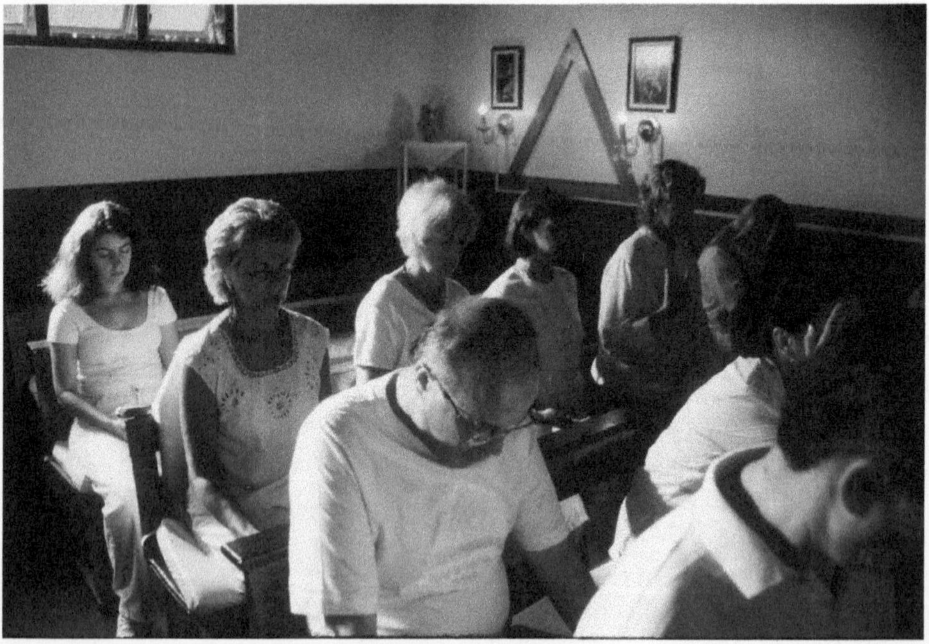

Meditation im Meditationsraum

Quellennachweis

Teil 1

1. Pellegrino-Estrich, Robert (2001) "The Miracle Man: The Life Story of João de Deus." Cairns, Australia: Triad Publishers
2. Ibid.
3. Savaris, A.A. (1997) Curas Paranormais Realizadas Por João Teixeira da Farias. Curitiba, Brazil : Curitiba Press
4. Fouts, D. (2001) « Your Battle against Aging and Disease » audio-taped lecture. Erhältlich durch Dupli-Pack, Tel.: (USA)-888-443-1979. Dr. Fouts ist Chiropraktiker der sich auf Strahlentherapie, Orthopädie und Ernährung spezialisiert hat. Seit 1995 untersuchte Dr. Fouts die medizinische Literatur sehr intensiv nach Glykonährstoffe um Menschen mit chronischen degenerativen und autoimmunen Krankheiten zu helfen ihren Gesundheitszustand bedeutend zu verbessern.
5. D.M. Eisenberg, R.B. Davis, S.L. Ettner, S. Appel, S.Wilkey, M. van Rompay, R. Kessler: „Trends in Alternative Medicine Use in the United States, 1990 - 1997“ in *The Journal of the American Medical Association*, 280 (1998): 1569-75
6. *National Centre for Complementary and Alternative Medicine*, (September, 2000) "Expanding Horizons in Healthcare: Five Year Strategic Plan, 2001-2005" Bethesda, MD: NCCAM
7. Eisenberg et al., Ibid.

8. Astin, John (1998) "Why Patients use Alternative Medicine: Results of a National Survey" in The Journal of the American Medical Association, 279 (1998): 1548-53

Teil 2

1. "No Reino Dos Espiritos (In the Realm of Spirits)" in Veja, 4. Januar 1984, Seite 40.
2. Hess, David J. (1994). Samba in the Night: Spiritism in Brazil. NYC: Columbia University Press

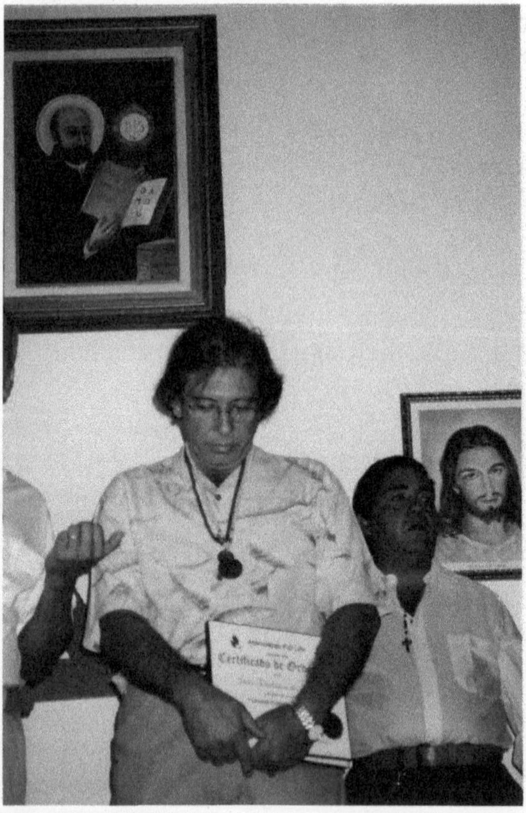

João Teixeira de Faria nach dem er durch Ron Roth als ein heiler in der *Full Life* Kirche aufgenommen wurde

Teil 3

1. Edgar Cayces *Association for Research and Enlightenment* wurde 1931 gegründet um transpersonale Themen wie holistische Gesundheit und zeitgenössische Spiritualität zu untersuchen. Siehe www.are-cayce.com
2. Dossey, L. (1993) Healing Words, San Francisco: HarperSanFrancisco, Seiten 243-247
3. Ibid., Healing Words

Teil 4

1. Dossey, L. (1993) Healing Words, San Francisco: HarperSanFrancisco, Seiten 211-235

Teil 6

1. Ornish, Dean (2000) „Health"in Imagine: What America could be in the 21st Century. NYC: New American Library
2. D.M. Eisenberg, R.B. Davis, S.L. Ettner, S. Appel, S. Wilkey, M. van Rompay, R. Kessler: "Trends in Alternative Medicine Use in the United States, 1990-1997: results of a follow-up national survey. *The Journal of the American Medical Association*, 1998; 280: 1569-75

3. Die *Barbara Brennan School of Healing* hat eine Webseite (www.barbarabrennan.com) welche ihr Programm beschreibt und eine Liste von Heiler auf der ganzen Welt aufzeigt, wie auch kommende Events, Vorlesungen und Workshops. Siehe auch „Notizen“ am Ende dieses Buches
4. Hawken, Paul (2000) „Possibilities“in Imagine: What America could be in the 21st Century. NYC: New American Library

Notizen

In und um Abadiania

Das Gelände der Casa, Läden und Behandlungsmöglichkeiten

Verschiedene Anbauten, die an die große Versammlungshalle anschließen, dienen Besuchern auf unterschiedliche Weise. Eine Apotheke verkauft die Kräuter, die von der Entität verschrieben werden. (Die Apotheke befindet sich jetzt hinter dem Buchladen, nicht mehr im Hauptgebäude). Fünf Dosen kosten 50,- Real. Eine Kantine, in der man kleine Snacks und frische Säfte kaufen kann, ist jeden Tag, an dem die Entität in der Casa ist geöffnet. Ein anderer Laden (Buchladen) verkauft Wasser, das von den Wesenheiten gesegnet wurde, und Souvenirs wie Kristalle, T-Shirts, Rosenkränze, Videos und Bücher. Es gibt immer eine Person in der Casa, welche die tägliche Arbeit der Entität auf Video aufzeichnet. Kopien dieser Videos werden kostendeckend für jeden, der daran interessiert ist, zum Kauf angeboten.

Toiletten für Männer und Frauen haben einen hohen Sauberkeitsstandard, der vergleichbar mit dem in Europa ist. Ein Garten mit Rasenflächen und Bänken unter blühenden Bäumen bietet ein schönes Ambiente um zu sitzen und sich zu unterhalten oder um zu meditieren.

Für 20,- Real kann man eine „Kristallbett-Sitzung" buchen, bei der man in einem privaten Raum auf einem Bett liegt über dem sieben farbige Kristalle an einer Konstruktion hängen, die auf die sieben Energiezentren (Chakren) des Körpers ausgerichtet sind. Ein Helfer stellt sicher, dass der Raum sauber ist, dass Termine zeitlich eingehalten werden, und dass die Kristalle auf die Energiezentren jeder einzelnen Person ausgerichtet werden. Für zwanzig Minuten wird sanfte Musik gespielt und verschiedenfarbige Lichtblitze strahlen durch die Kristalle auf die Person herab, die auf dem Bett liegt. Dieser Effekt ist wirkt ausgleichend und energetisierend.

Die Entität verschreibt die Kristallbehandlung manchmal als Teilbehandlung. Eine Frau mit sehr weit fortgeschrittenem Brustkrebs nahm schon Morphin und fühlte sich sehr unwohl. Die Entität verschrieb nur Kristallbettsitzungen, gewöhnlich sechsmal am Tag für die ganze Zeit ihres Aufenthaltes. Sie sagte, dass sie durch die Kristallbehandlungen schmerzfrei geworden sei.

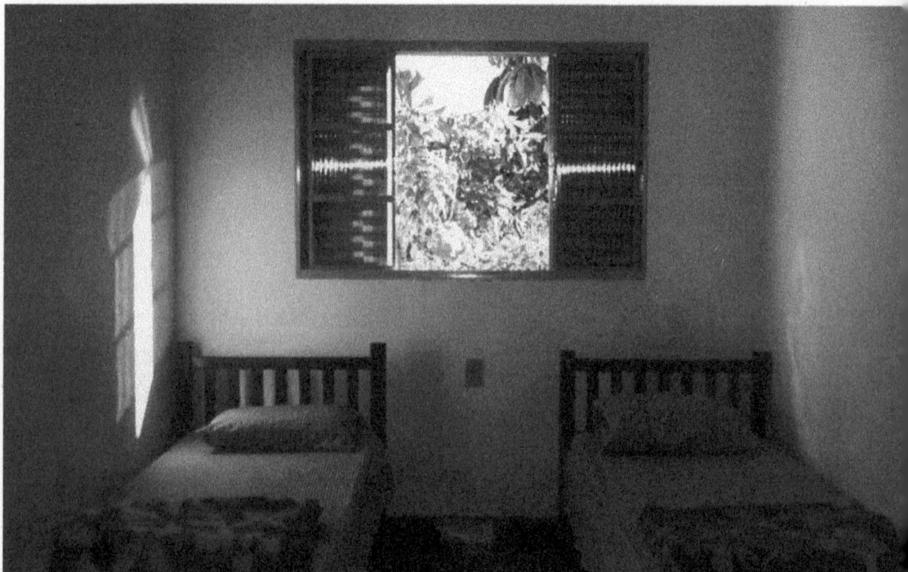

Zimmer 1 im Villa Verde Hotel

Leben in der Gemeinschaft in der Nähe der Casa de Dom Inácio

Es gibt verschiedene Herbergen in der gesamten Nachbarschaft der Casa, die Zimmer mit Bad und drei Mahlzeiten am Tag anbieten. Diese kleinen Hotels sind sauber. Das Essen ist vollwertig. Gemessen am nordamerikanischen Standard sind die Preise sehr günstig. Taxis sind immer und überall zu finden, sie unterstützen Menschen, die die kurze Entfernung zur Casa oder zurück nicht gehen können. Taxis können auch von den Hotels als Transportmöglichkeit von und zum Flughafen arrangiert werden.

Viele der Herbergen werden von freiwilligen Helfern der Casa unterhalten, die in den Meditations- und Erholungsräumen mithelfen, und nebenbei noch ihr Hotel managen. Sie bezeichnen ihre Hotels als Stationen eines großen Hospitals, in die wohlwollende Wesenheiten kommen um Tag und Nacht an den Patienten zu arbeiten.

Alle Herberge haben Telefon und die meisten auch Fax. Manche verfügen über Computer. Die einzige Schwierigkeit, die bei der Reservierung und Buchung in diesen kleinen Herbergen auftreten könnte ist, dass in den wenigsten englisch oder deutsch (Pousada Catarinense) gesprochen wird und die meisten Reisenden kein portugiesisch sprechen.

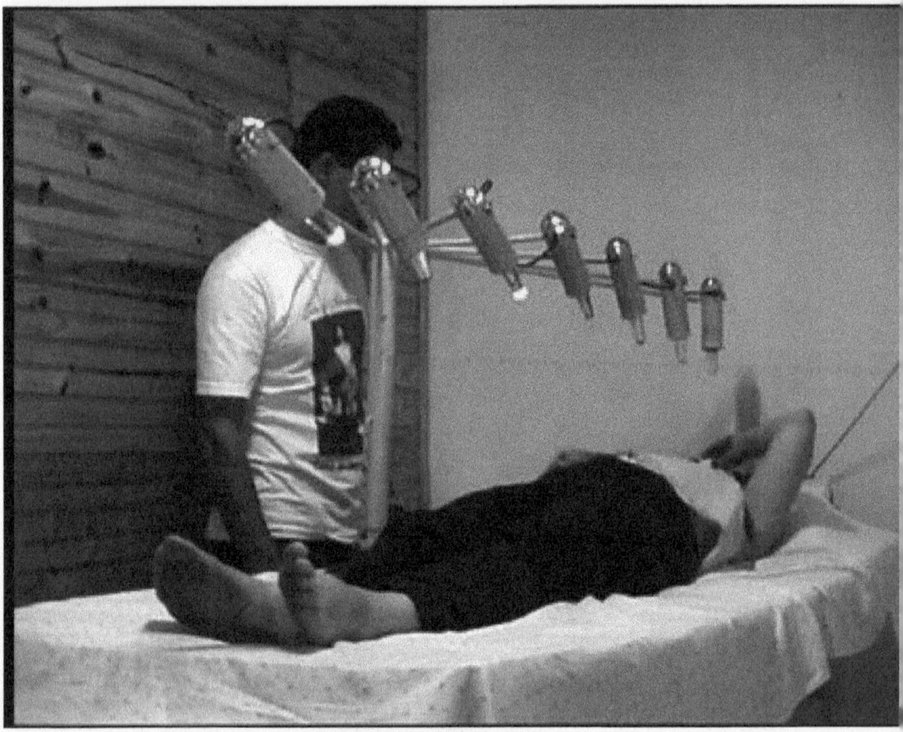

Kristallbettsitzung

Essen und Wasser

Das Essen ist in allen Herbergen ziemlich ähnlich. Um die diätischen Einschränkungen der Casa für Menschen, die Kräuter nehmen oder eine Operation hatten, einzuhalten, werden kein Schweinefleisch, kein Alkohol, keine Paprikas und kein Pfeffer angeboten.

Mittag- und Abendessen bestehen meist aus dem demselben Essen. Reis und eine Art von Bohnen werden immer gereicht, ebenso Salate oder frisches Gemüse. Obwohl sich das Angebot wiederholt, ist es leicht auch als Vegetarier zu überleben. Für

Fleischesser gibt es Fisch oder Geflügel. Rindfleisch ist weniger häufig.

Das Frühstück ist immer dasselbe. Starker brasilianischer Kaffee mit oder ohne Zucker, weiße Hefebrötchen, Butter, Farmkäse, tropische Fruchtmarmelade, frisches Obst wie Ananas, Wassermelone und Papaya. Manche Herbergen bieten auch geschnittenes Fleisch oder Wurst an. Kuchen wird als Spezialfrühstück angesehen und wird meist an Wochenenden serviert. (Dies variiert aber, die Pousada Catarinense bietet Kuchen zu fast jedem Frühstück an)

Wasser in Flaschen, stilles oder mit Kohlensäure, wird gekühlt gelagert und ist gegen einen günstigen Preis in jeder Herberge zu bekommen. Viele Besucher ziehen es aber vor ihren gesamten Wasservorrat aus der Casa zu beziehen, denn dieses Wasser wird von den Wesenheiten gesegnet und es wird gesagt, dass es eine wichtige Rolle bei der Heilung spiele. Manche Menschen behaupten, dass kleinere Probleme allein durch das Trinken des Wassers verschwunden sind. Das Casa Wasser ist etwas teuerer als das Wasser in den Herbergen.

Massage

Es gibt mehrere Masseure, die den Besuchern in Abadiania zu Verfügung stehen. Ihre Arbeit reicht von Tiefengewebsmassagen, welche sehr physisch und energetisch sind, bis zu entspannenden, komfortablen Massagen. Wenn du Massagen mit der Behandlung durch die Wesenheiten verbinden willst, ist es wichtig sich erst eine Erlaubnis bei der Entität zu holen um sicher zu sein, dass die Massage keine negativen Auswirkungen auf die Behandlung hat.

Vorbereitungen für die Reise

Praktische Informationen für das Reisen zur Casa de Dom Inácio, buchen der Unterkunft und eines Taxi für den Transport vom Flughafen nach Abadiania:

www.friendofthecasa.info

Für die USA gilt Folgendes:

Brazilian American Cultural Club (BACC): Tel: 800-222-2746.

Er hat ganze Reihen von Sitzplätzen nach Brasilien, welche sie an einzelne Personen zu günstigeren Preisen verkaufen als die meisten internationalen Reisebüros. Sie buchen verlässliche Airlines und können auch mit Visa helfen. Du musst entweder nach Brasilia oder Goiania fliegen.

Auf folgender Webseite findest du eine Liste von anerkannten Gruppenführern der Casa mit ihren Kontaktinformationen:

www.abadianiaportal.com

Diese Menschen bieten ihren Service an. Jeder von ihnen hat unterschiedliche Qualifikationen.

Es ist sehr hilfreich einen Gruppenführer zu wählen, der portugiesisch spricht und mindestens drei Monate in der Casa war und deshalb mit der Kultur vertraut ist. Das wird dir sehr helfen, wenn du João konsultierst und es hilft João und den anderen Helfern in der Casa mit dir zu kommunizieren.

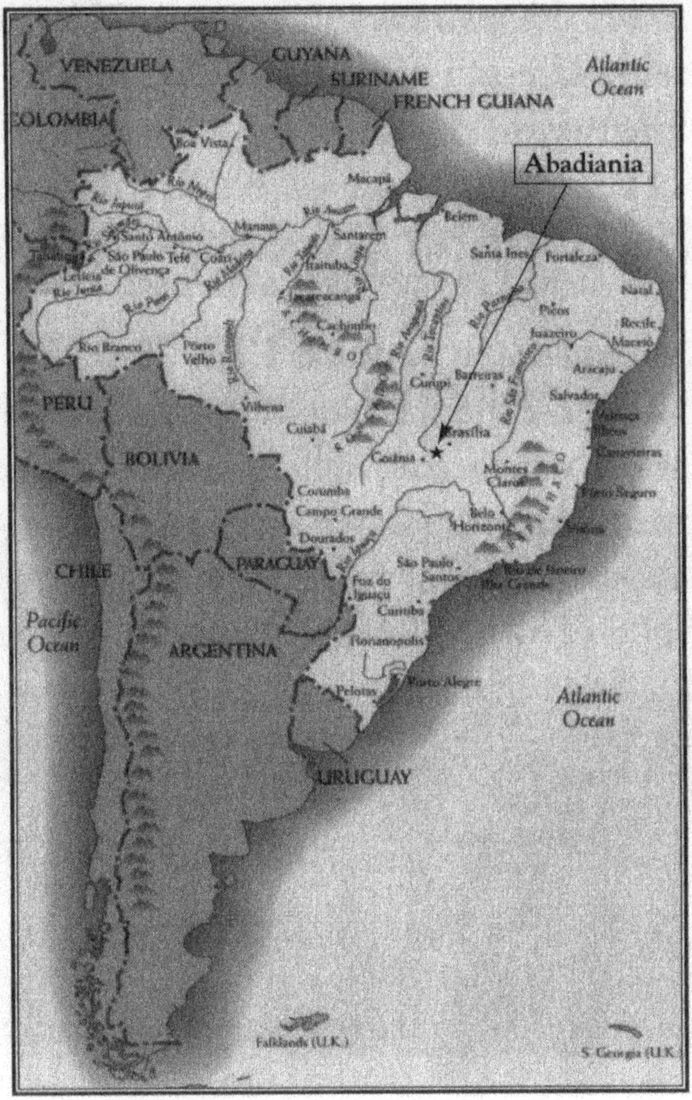
VENEZUELA
GUYANA
SURINAME
FRENCH GUIANA
Atlantic Ocean
COLOMBIA
Abadiania
Boa Vista
Macapá
Manaus
Santarem
Belem
Fortaleza
Natal
Recife
Salvador
Porto Velho
Rio Branco
Cuiabá
Goiânia
Brasília
PERU
BOLIVIA
Corumba
Campo Grande
Dourados
PARAGUAY
Belo Horizonte
Montes Claros
São Paulo
Santos
Foz do Iguaçu
Curitiba
Porto Alegre
Pelotas
CHILE
Pacific Ocean
ARGENTINA
Atlantic Ocean
URUGUAY
Falklands (U.K.)
S. Georgia (U.K.)

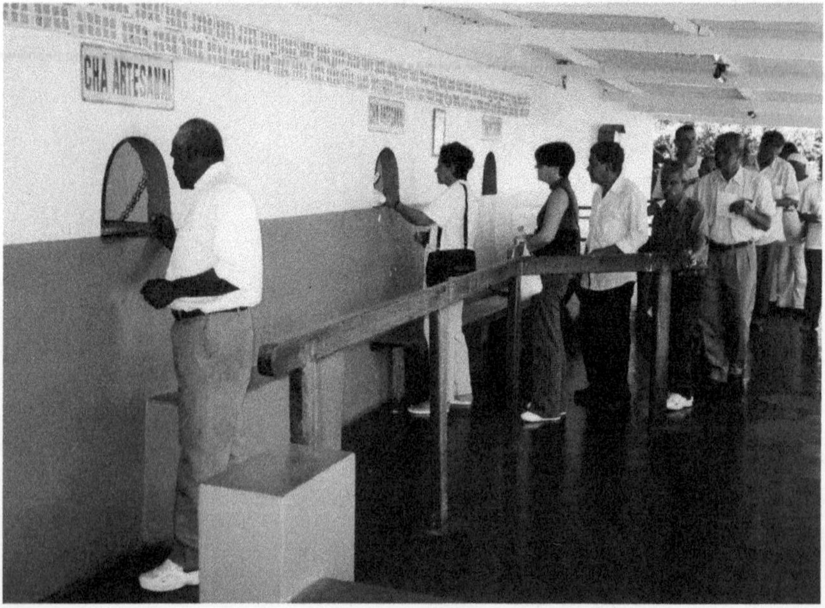

Menschen kaufen Kräuter in der Casa

Informationen über den Spiritismus in Brasilien

Brazilian Spiritist Federation, headquarters
SGAN 603 Conjunto „F“ Av L-2 Norte
Brasilia, Brazil, DF

Webseite: www.febrasil.org.br
E-mail: beb@febrasil.org.br

Gegründet wurde die FEB (Federacao Espirita Brasileira) im Jahre 1884. Sie hat ihre Webseite sehr schön gestaltet. Sie ist in mehreren Sprachen verfügbar, einschließlich englisch. Sie haben drei der Bücher von Allan Kardec online zur Reproduktion. Die FEB publiziert auch ein monatliches Journal über den Christlichen Spiritismus, den „*Reformador*“.

Das regionale Hauptbüro der FEB in Sao Paulo hat auch eine Webseite, die aber keine englische Übersetzung bietet: www.feesp.com.br

Empfohlene Bücher

Bücher speziell über den Kardecistischen Spiritismus und/oder João de Deus

Das Buch der Medien von Allan Kardec
Das Buch der Geister von Allan Kardec
Das Evangelium im Lichte des Spiritismus von Allan Kardec
Nosso Lar: A spiritual Home von F.C. Xavier
And Life goes on von F.C. Xavier
Der Wunderheiler von Robert Pellegrino-Estrich
Samba in the Night: Spiritism in Brazil von David J. Hess
The Secret Teachings of the Espiritistas von Harvey Martin

Bücher über spirituelle Heilung

Healing States: A Journey into the world of Spiritual Healing and Shamanism von Dr. Alberto Villoldo und Dr. Stanley Krippner; Simon & Schuster, 1987

Healing Words: The Power of Prayer and the Practise of Medicine von Larry Dossey; HarperCollins, 1993

Reinventing Medicine: Beyond Mind-Body to a New Era of Healing von Dr. Med. Larry Dossey; Harper, San Francisco, 1999

Spiritual Healing: Scientific Validation of a Healing Revolution von Dr. Med. Daniel J. Benor; Vision Publications, 2002

Varieties of Anomalous Experiences zusammengefasst and herausgegeben von E. Cardena, S. Lynn und S. Krippner; American Psychological Association, 2000

Verbreiter von Büchern über den Kardecistischen Spiritismus

Allan Kardec Educational Society
PO Box 26336
Philadelphia, PA 19141
www.allan-kardec.org
Tel.: 215-329-4010
Allan Kardec Book Distributors in Phoenix, Arizona:
Tel.: 602-996-3123

Matamind Publications
PO Box 15548
Savannah, GA 31416
Fax: 912-598-4900 E-Mail: enigma@sysconn.com Oder metamind@sysconn.com
www.metamind.net

Allan Kardec Bücher zum downloaden

International Spiritist Council
www.spiritist.org
Executive Commission, SGAN
E-Mail: spiritist@spiritist.org

Quadra 603, Conj. F, ASA Norte
70830-030, Brasilia, DF, Brazil
Tel: 55-61-322-3024

Gegründet im November 1992 koordiniert es die Kommunikation zwischen Kardecistischen Spiritisten in der ganzen Welt.

Energiemedizin und Heilung

Barbara Brennan School of Healing
500 NE Spanish River Blvd., Suite 108
Boca Raton, Fl. 33431-4559

Tel.: 561-620-8767 oder 800-924-2564
E-Mail: bbsh.office@barbarabrennan.com
Webseite: www.barbarabrennan.com

The International Society for the Study of Subtle Energies and Energy Medicine
Webseite: www.issseem.org
E-Mail: issseem@compuserve.com
Tel.: 303-425-4625

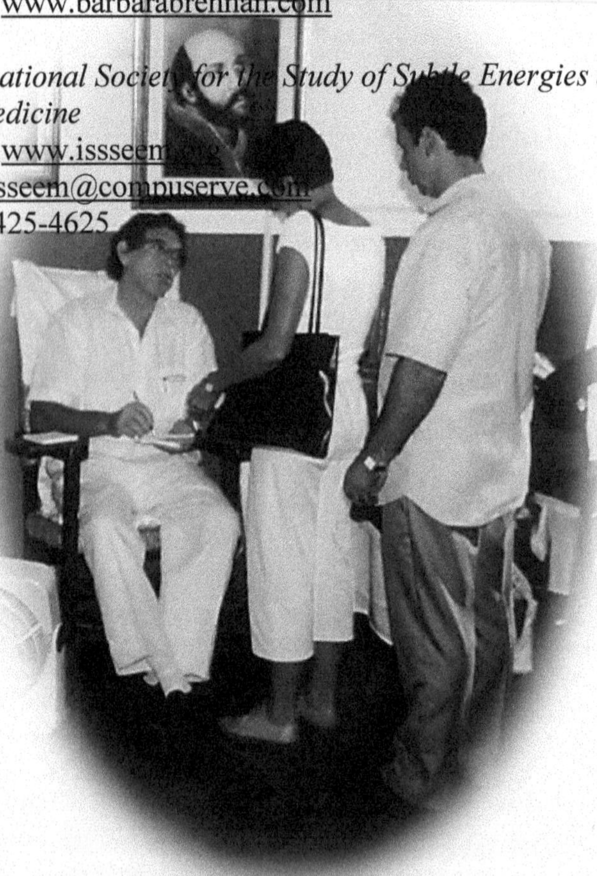

Emma Bragdon, PhD, begleitete zwischen 2001 und 2012 mehr als sechzig Gruppen in die Casa de Dom Inacio. Ebenfalls in dieser Zeit erforschte sie spirituelle Heilmethodenin verschiedenen Zentren und Krankenhäusern in Brasilien. Tief beeindruckt von dieser Art und Weise die eigene Gesundheit zu erhalten, schrieb sie drei weitere Bücher mit ähnlichen Themen: "Kardec's Spiritism", "Spiritism and Mental Health" und "Resources for Extraordinary Healing".Ein 30-minütiger Dokumentarfilm: "Spiritism: Bridging Spirituality and Health" schafft einen visuellen Zugang zum Thema Spiritismus. Diese Quellen sowie andere Artikel in Zeitschriften und Kapitel in medizinischen Schriften haben Dr. Bragdon zu einem wahren Botschafter des Spiritismus gemacht, für eine breite Öffentlichkeit und für Fachkräfte im Gesundheitswesen.
www.EmmaBragdon.com